Mulher
em primeiro lugar

Kathryn Sansone

Mulher em primeiro lugar

Mãe de 10 filhos ensina como cuidar da família, manter a boa forma e ser feliz no casamento

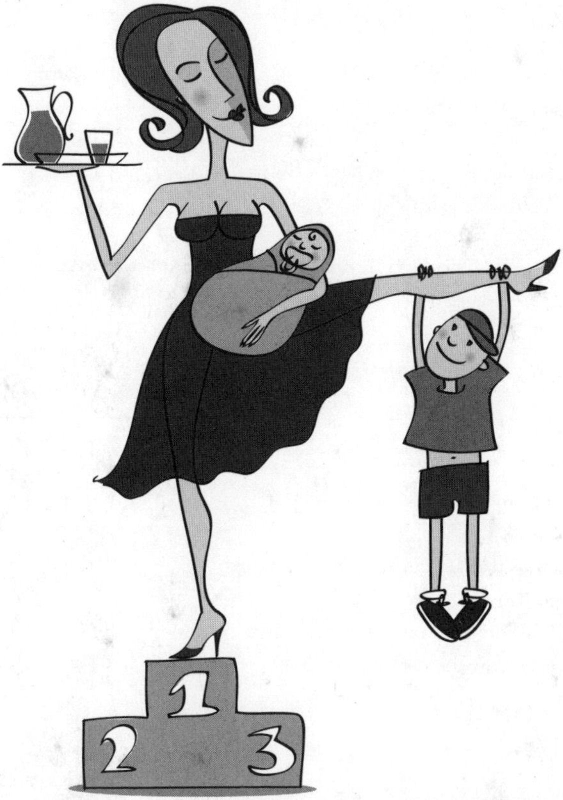

SEXTANTE

Título original: *Woman First, Family Always*

tradução: Janaína Senna
preparo de originais: Débora Chaves
revisão: Ana Grillo, Ana Lucia Machado e Tereza da Rocha
diagramação: Marcia Raed
capa e ilustração da capa: Silvana Mattievich
pré-impressão: ô de casa
impressão e acabamento: Congregação do Santíssimo Redentor – Editora Santuário

CIP-BRASIL. CATALOGAÇÃO-NA-FONTE
SINDICATO NACIONAL DOS EDITORES DE LIVROS, RJ

S22m

Sansone, Kathryn
Mulher em primeiro lugar / Kathryn Sansone [tradução de Janaína Senna].
– Rio de Janeiro: Sextante, 2008.

Tradução de: Woman first, family always
ISBN 978-85-7542-430-8

1. Mulheres – Psicologia. 2. Amor-próprio nas mulheres. 3. Autopercepção nas mulheres. 4. Maternidade. I. Título.

CDD: 646.78
08-3588 CDU: 392.3

GMT Editores Ltda.
Rua Voluntários da Pátria, 45/1.404 – Botafogo
22270-000 – Rio de Janeiro – RJ
Tel.: (21) 2286-9944 – Fax: (21) 2286-9244
E-mail: atendimento@esextante.com.br

Este livro é dedicado a minha mãe, Charlotte, e a meu pai, Jack, que me ensinaram o poder do amor, do apoio mútuo e das relações. Se todos os tivessem como exemplo, esta obra não seria necessária.

Agradecimentos

Escrever um livro é mais ou menos como ter um bebê. Depois de dar à luz e acalentar, você esquece toda a dor que sofreu durante o parto. E, mais tarde, resolve fazer tudo de novo.

Nos dois casos, tenho de agradecer a meu marido, Ritchie. Com seu carinhoso apoio, sua paciência e compreensão, concluí dois livros e, juntos, criamos dois filhos incríveis, Josh e Sara. Vê-los conduzirem a própria carreira – com mínimas orientações por parte da mãe – e se tornarem imensamente bem-sucedidos, por si sós, foi uma inspiração para este livro. Com eles aprendi que o *Link-se* às vezes é genético, mas a maioria das pessoas precisa que alguém lhe indique o caminho.

O que me leva a agradecer aos meus pais. Meu pai, Jack, era o máximo em fazer contatos. Quando era criança,

via-o engatar conversas animadas e proveitosas com pessoas completamente desconhecidas, fosse visitando locais históricos, como o Campo de Batalha de Gettysburgh ou em um barco de pesca, no litoral de Bridgeport, Connecticut; não importava o local em que estivesse: lá ele fazia novos amigos. Minha mãe, Charlotte, nunca conheceu ninguém que não quisesse ajudar. Juntos, eles formavam um casal poderoso, de uma forma peculiar – contatando pessoas de todos os tipos, raças, religiões e nacionalidades – e fazendo diferença na vida delas.

Esta obra não existiria sem o incentivo, o apoio e a colaboração mútua de milhares de empresários, profissionais, líderes e estudantes com os quais mantive contato, ao longo dos anos, em conferências, eventos, associações e palestras. Depois de conhecer tantos deles e aprender sobre seus êxitos e suas dificuldades, fiquei motivada a escrevê-la. Preciso destacar algumas pessoas extraordinárias que estiveram a meu lado o tempo todo, dando-me conselhos, fazendo contatos, rindo comigo e me oferecendo um abraço, quando mais precisava. Sou eternamente grata a Edie Weiner, Debra Duneier, Cary Broussard, Sharon Emek, Marcia Wilson, Richard D'Ambrosio, Ann Stock, Marnie Omanoff, Tony Smith, Judy Faine, Leslie Greene, Sharon Hadary, Judy George, David Leffler, Hiroko Tatebe, Betsy Berkhemer Credaire, Susan Sussman, Runa Magnus, Joan Wangler, Herb Hellman. Um reconhecimento especial para minha amiga Mary Schnack, que perdeu sua batalha contra o câncer em 2012. Sua vida inspiradora foi dedicada ao relacionamento e a levá-lo adiante. Eles me mostraram o verdadeiro significado da nova comitiva, e eu me comprometo a apoiá-los no que puder.

Agradeço aos fiéis membros da Associação Nacional de Mulheres Empresárias (NAWBO), uma organização em que o apoio mútuo é a regra implícita. Nela, mergulhei no poder do *Link-se* e fui recompensada, cem vezes mais, por uma comitiva que se espalhou por todos os Estados Unidos e cruzou o oceano.

Às várias mulheres que me apoiaram no lançamento e no desenvolvimento do Women's Leadership Exchange, participando de nossos conselhos consultivos ou falando em nossas conferências, e à cofundadora, Andrea March, minha mais elevada consideração. Foram sua generosidade e sua amizade que me ajudaram a visualizar o modelo do *Link-se* e elas serão membros de minha comitiva para o resto da vida.

Devo um agradecimento a Robert Caparaz, diretor-adjunto, e Rebecca Salk, diretora-assistente do Centro Wasserman para Desenvolvimento de Carreira da New York University, no qual comecei a apresentar o conceito da nova comitiva, e às centenas de alunos e ex-alunos que frequentaram meus *workshops*, cuja resposta e sucesso me incentivaram a criar este livro.

Tive o prazer de trabalhar com diversas corporações que compreendem a importância do *Link-se* no desenvolvimento de equipes saudáveis, satisfeitas e eficientes, e o retorno disso em termos de aumento nas vendas e na receita. Sou grata, em especial, a líderes corporativos como Marilyn Johnson, vice-presidente de Desenvolvimento de Mercado da IBM, Denise Evans, sua sucessora, e Patti Ross, ex-executiva do grupo internacional de Desenvolvimento de Mercado da IBM; Miguel Centeno, diretor-administrativo e de Relações com a Comunidade, e Kate Begley, vice-presidente de Vendas

Especiais da Aetna; Pernille Spiers Lopez, ex-diretora-executiva/presidente da IKEA, na América do Norte; Astrid Oyo, líder da IKEA Business EUA e Global; Kathy Tague, vice-presidente-adjunta de Vendas, Treinamento e Desenvolvimento da MetLife; Amy Jo Stark, diretora sênior da Best Buy; Michael Trebony, ex-diretor de Iniciativas Empreendedoras da Best Buy, atualmente na Apple; Jen Rybar, da Equipe de Clientes Pequenas Empresas da Best Buy; Julie Gilbert, criadora do inovador programa WOLF, da Best Buy, fundadora da Wolf Means Business e da PreciousStatus; Lisa Galante, vice-presidente sênior de Desempenho de Vendas do Capital One Bank; Tom Sclafani, vice-presidente de Relações Públicas da American Express; e Richard Murasso, vice-presidente sênior do Signature Bank.

Minha gratidão a John Wiley & Sons, pela publicação do livro, permitindo a pessoas de toda parte dispor das ferramentas necessárias para assumir o comando do próprio futuro e jamais precisando se sentirem sozinhas. Em particular, quero agradecer a Adrianna Johnson, minha editora na Wiley, a primeira a perceber o valor do *Link-se*, suas orientações e sugestões tornaram o livro infinitamente melhor; e a Christine Moore e demais membros da equipe da Wiley, que ajudaram a enxergar o manuscrito em meio ao processo editorial; assim como Peter Knox e Melissa Torra, que me apoiaram em compartilhar nossa estratégia com muitas pessoas que podem se beneficiar dela.

Sumário

Introdução

A maioria de nós aprende durante os primeiros anos escolares que, para ter sucesso no mundo, precisa memorizar os fatos e impregnar o cérebro de informações. Quanto mais soubéssemos, diziam nossos professores, mais iríamos nos dar bem na vida. De fato, quanto mais aprendermos, maiores serão nossas notas, seremos mais recomendados por nossos mestres, conseguiremos empregos melhores, ganharemos salários mais altos, teremos mais sucesso na carreira e levaremos uma vida mais feliz. Uma fórmula de simples aparência, mas, como sabemos, de incrível complexidade – e que foi seguida por várias pessoas, durante muitos e muitos anos.

Entretanto, sempre houve um elo perdido – e considerável – em nosso sistema educacional. Ninguém nos ensinou a *criar relacionamentos*, essenciais para, de fato, garantir que

cada etapa – da fórmula citada – desse certo. É preciso estabelecer contato com outras pessoas para alcançar uma vida plena, pessoal e profissional.

É claro, quase todos sabemos quanto precisamos de amor e amizade dos outros e, também, de apoio, conselhos e contato. Para que os relacionamentos prosperem, temos de aprender a falar e ouvir uns aos outros e, ainda, a ter civilidade, generosidade e boas maneiras, além de saber como respeitar o próximo. Infelizmente, nem todos nascem com esses atributos, ou hábitos e, na realidade, poucas crianças aprendem isso com seus pais.

Muitos integrantes do mundo dos negócios acreditam que sabemos tudo sobre construir relacionamentos. Afinal, já desenvolvemos e utilizamos os conhecimentos básicos de *networking* para chegar ao ponto em que estamos. Sabemos trocar cartões de visita, manter uma conversa breve e passar rápido para a pessoa ao lado. Construir relacionamentos é isso, certo?

Definitivamente, não! Pense no resultado desse *networking* clássico: uma vasta pilha de cartões de visita de pessoas das quais pouco sabemos e que, é provável, nunca mais veremos. A conclusão é simples: a maneira de fazer contatos à moda antiga não funciona no atual mundo profissional.

Hoje, as pessoas querem fazer negócios com aquelas em quem *confiam*. Querem recomendar e se relacionar com pessoas nas quais confiam. E a confiança não se constrói trocando cartões de visita durante três minutos de conversa.

Não importa quais sejam suas metas profissionais – esteja procurando clientes, um emprego melhor, conselhos, ou conhecer pessoas que possam ajudá-lo a realizar seus

sonhos – você precisa saber construir relacionamentos. Se está iniciando, recomeçando ou transformando sua carreira ou seu negócio – ou quer tão somente passar para uma nova fase de sua vida –, relacionamentos sólidos o ajudarão a chegar lá. Se analisar a vida dos mais bem-sucedidos líderes, vendedores, empreendedores, executivos, políticos, educadores, artistas – pode escolher – você verá de que forma suas relações com os outros os impulsionaram em direção ao sucesso. Sim, muitos deles tinham talento ou inteligência natos, mas sem outras pessoas para os estimular, direcionar, aconselhar e se relacionar, tanto o talento quanto a inteligência ficariam estagnados. Como disse Steve Jobs, o famoso inovador: "as grandes coisas no mundo dos negócios nunca são feitas por uma única pessoa, e sim por uma equipe de pessoas". Cada um de nós precisa do elemento humano para progredir em sua jornada.

Centenas de milhares de pessoas se sentiram sós e impotentes quando perderam o emprego ou seus negócios fracassaram, durante o recente período de recessão. Contudo, as que tinham um grupo de pessoas influentes para lhes fornecer apoio moral e empresarial, é muito provável, conseguiram atravessar aquela fase com menos dificuldades. Toda e qualquer pessoa – não importa em que função ou setor – precisa desse sistema de apoio. Portanto, meu objetivo ao escrever este livro foi o de garantir que todos – empregados, empregadores, consultores, empresários, estudantes ou aposentados – tivessem recursos disponíveis quando precisassem de conselhos, incentivo ou de um empurrão em seu trabalho ou carreira. Os recursos podem estar ao alcance dos dedos, quando se possui uma comitiva à disposição. É isso que a obra

pretende: mostrar a você como construir a própria comitiva de pessoas, que o apoiará nos bons e nos maus momentos.

A estratégia secreta dos líderes

Você já se sentiu estagnado em um emprego de que não gostava ou que o deixava frustrado, em um negócio que parecia não estar chegando a lugar nenhum ou em uma carreira que não o satisfazia mais? Ou, quem sabe – o pior de tudo –, sem um emprego ou uma fonte de renda? Talvez você tenha acabado de sair da faculdade ou da pós-graduação e esteja iniciando sua carreira, ou queira voltar a trabalhar, depois de ter passado algum tempo se dedicando à criação dos filhos. Pode ser que tenha sido demitido ou sofrido com cortes sem motivo, ou, ainda, esteja em uma fase de transição. Ou, porventura, dirija o próprio pequeno negócio, ou seja um consultor, *coach* ou representante com a função de conquistar novos clientes para gerar receita.

Como a maioria de nós, você precisa de um rendimento seguro. Ou, quem sabe, a ideia de se aposentar apenas o aborreça. Atrevo-me a supor que pouquíssimas pessoas no planeta *nunca* se sentiram "estagnadas" ao menos uma vez (ou mais) em sua carreira. Posso dizer a todos que já experimentei essa sensação. Portanto, você não está sozinho.

E se lhe dissesse que há uma solução para essas situações frustrantes e, muitas vezes, deprimentes? Você estaria interessado?

É provável que, se este livro foi escolhido por você em primeiro lugar, sua resposta seja "sim". Então, bem-vindo a

bordo. Pretendo ensinar-lhe o caminho que as pessoas de sucesso – incluindo alguns dos maiores líderes mundiais – têm trilhado, há séculos. É uma viagem empolgante que, caso você siga as regras, promete uma vida plena. E é o motivo pelo qual presidentes, executivos, empreendedores, milionários e bilionários, políticos e as pessoas mais bem-sucedidas no mundo dos negócios, das artes, da educação e até do terceiro setor – todos – seguem esta rota, embora percorram trajetórias diferentes. Na verdade, poucos falam a respeito e ninguém ensina isso.

Vou compartilhar o percurso, uma vez que eu mesma o experimentei. É a razão pela qual sempre retorno quando as coisas ficam difíceis para mim, e o motivo de nunca estar sozinha. Sempre tive o apoio de um grupo de pessoas de incrível importância – todas as quais, também, sempre terão meu apoio, seja para o que for.

Você pode estar se perguntando por que tudo parece ser uma estratégia secreta de tão poucos. Até agora, a capacidade de atrair pessoas influentes para seu círculo "particular" era considerada uma "habilidade intuitiva", possuída apenas por grandes líderes e pessoas que faziam as coisas ocorrerem. Alguns a aprendiam com um mentor, que lhes mostrava o caminho por meio do exemplo. Na verdade, a maioria apenas não estava a par da estratégia – até agora, pelo menos.

Minha história

Assimilei o conceito por trás do *Link-se* de maneira precoce e inconsciente. Na adolescência, era atraída em direção aos

grupos organizados. Sempre tive desejo de manter contato com as pessoas e, por isso, pareceu-me natural expandir minhas relações assim. Além disso, por ser a mais velha de três filhos, era a mandona. Gostava de estar no comando, mas, também, de ajudar os outros: o que me dava mais prazer era colaborar com as pessoas. Aprendi isso com meus pais, ambos dedicados a causas sociais e atuantes em organizações comunitárias.

Jack, meu pai, era proprietário de uma loja de móveis em Spry, no estado da Pensilvânia, além de presidente do Optimist Club local e bombeiro voluntário. Minha mãe dedicava seu tempo à SCORE Association, dando consultoria para pequenas empresas, fazia parte da APM e tinha seu programa na rádio local, o *Bate-papo com a Charlotte*. Queria seguir o exemplo deles e me relacionar com as pessoas tão logo houvesse algum clube para ingressar. Aos 13 anos, fui eleita para o conselho estudantil e, um ano depois, entrei para uma organização nacional de jovens, da qual acabei me tornando presidente. Candidatei-me a vice-presidente da Dallastown High School. Coloquei à prova minhas habilidades políticas, tornando-me uma "garota LBJ" (Lyndon Baines Johnson) durante a campanha presidencial de 1964, distribuindo folhetos, dando telefonemas e seguindo em um ônibus, junto com a delegação, para assistir à Convenção Democrática em Atlantic City. A experiência despertou o sonho de atuar na política e me matriculei na George Washington University, em Washington.

Durante o período que fiquei por lá, fui, de novo, atraída por grupos e entrei para a fraternidade Alpha Epsilon Phi, tornando-me depois vice-presidente e voluntária na ala

geriátrica do St. Elizabeth's Mental Hospital, entre outras. Ao longo do caminho, aprendi que quando ajudava outras pessoas, em geral, elas me ajudavam em retribuição.

Depois de me formar na faculdade, mudei-me para Nova York e assumi um cargo administrativo com o diretor-adjunto de Propaganda de uma grande corporação. No entanto, fiquei chocada e desapontada com o número limitado de cargos a que as mulheres da empresa podiam aspirar. Durante a década de 1970, o mundo dos negócios era masculino, em definitivo. Entretanto, resolvi me empenhar o máximo possível para fazer frente à tendência e passei a frequentar o curso de pós-graduação da New York University, à noite.

Oscilando entre os dois mundos, empresarial e acadêmico, minhas relações se limitavam às poucas pessoas que conhecia no trabalho e na escola. Diferentemente dos tempos do colégio e da universidade, eu não tinha oportunidade para me juntar a grupos. Acabei conquistando um cargo de assistente do vice-presidente de Relações Públicas e Propaganda de uma grande corporação de restaurantes. Meu chefe, que me levava sob suas asas, logo me deu autonomia – e, quando ele deixou a empresa em busca de um cargo mais elevado, assumi muitas de suas responsabilidades. Quando, enfim, foi substituído, solicitei uma promoção. De pronto, fui informada de que deveria me sentir feliz em ser assistente do novo sujeito e que isso era tudo que podia esperar.

Foi quando, com apenas 23 anos, decidi que já sabia tudo o que precisava para abrir meu próprio pequeno negócio. Embora entendesse que ainda tinha muito a aprender, os contatos que fizera e as amostras de meu trabalho conseguiram me trazer vários pequenos restaurantes como

clientes. Então, um dia, consegui um pequeno cliente do ramo da moda, ao qual proporcionei grandes resultados – o que me abriu as portas para outras possibilidades. Os negócios desse cliente triplicaram e ele decidiu que precisava de uma agência de RP maior. Fiquei chateada, por cerca de 24 horas – quando, então, a diretora-executiva daquela grande agência de RP me convidou a levar meus clientes para lá e trabalhar para ela. Aproveitei a oportunidade e aprendi a dirigir uma agência maior, definindo procedimentos, gerenciando pessoas, aprendendo com a prática. Por fim, obtive meu MBA empresarial na função. Trilhei meu caminho até a vice-presidência e, nesse meio-tempo, casei-me e tive dois filhos. Supervisionei grandes parceiros, como a Gap e a Swatch, e minha confiança e experiência cresceram.

Depois de dez anos na agência, estava na hora de sair e abrir meu próprio negócio, outra vez. Meu marido (e presidente não oficial de meu fã-clube) me incentivou a abrir uma agência integrada de marketing e relações públicas, que resolvi chamar de CMA (Communications/Marketing Action), um ano após o colapso do mercado acionário, em 1987. Atraí alguns bons clientes, como a Revlon e o Platinum Guild International, e contratei alguns funcionários. Entretanto, depois de alguns anos, o negócio pareceu estagnar. Não sabia como fazê-lo crescer mais e não tinha ninguém a quem sentisse que poderia recorrer em busca de aconselhamento ou apoio. Não mantinha contato com outros empresários e não podia conversar com meus clientes sobre questões internas. Sentia que devia fazer alguma coisa – por isso, contratei uma *business coach*. O melhor conselho que recebi foi o de sair do escritório e fazer um *network* com outros empresários. Como era de

esperar, deu certo. Havia deixado o hábito de lado desde o colégio e a faculdade – e esquecido de que fazer parte de entidades, estabelecer-me como líder e apoiar outras pessoas sempre trazia coisas boas a todos os envolvidos. Seguindo a sugestão de minha *coach*, entrei para a Associação Nacional de Mulheres Empresárias (NAWBO).[1] Resolvi triplicar meus esforços, por isso, entrei também para o Fashion Group International (FGI) e o Clube de Propaganda de Nova York. Fiz parte de comissões nas três entidades, relacionei-me com pessoas extraordinárias e compartilhei experiências e contatos. Ao longo dos doze anos seguintes, tornei-me dirigente da Comissão de Eventos Especiais do Clube de Propaganda, coordenadora e, depois, secretária do Conselho de Administração do FGI e, por fim, presidente da divisão da NAWBO, em Nova York, e dirigente internacional da NAWBO, nos Estados Unidos. Pela primeira vez, desde a época da faculdade, estava expandindo meus contatos – e aplicando o *Link-se*.

A partir daí, nunca mais fiquei sozinha. Estive cercada pelas pessoas mais influentes, executivos e consultores de empresas expressivas, tão somente por estar disposta a compartilhar meu tempo. Minha empresa anterior e a atual se beneficiaram imensamente das relações que construí e mantive durante vinte anos. E procuro dar apoio e ajuda constantes às pessoas que me auxiliaram, bem como a muitas outras que conheci. A participação ativa em conselhos administrativos, entidades sem fins lucrativos e similares constitui parte fundamental da estratégia do *Link-se*. De brinde, estou quase sempre rodeada por líderes extraordinários, que fizeram

1. Em inglês: National Association of Women Business Owners (N. T.)

coisas incríveis e que ainda se tornaram amigos e colaboradores para toda a vida.

Consegui construir uma reputação pessoal, a marca da minha empresa, triplicar meu negócio e iniciar novos empreendimentos gratificantes que refletem minha visão do sucesso – todas elas, coisas que nunca teria feito sem *expandir meus contatos*. O processo teve impacto em minha vida de maneira tão positiva que, na época, jamais poderia ter imaginado. E vai fazer o mesmo por você – se você deixar.

Link-se

É difícil apresentar esta estratégia usando poucas palavras. Algo, porém, despertou minha atenção, certo dia, quando ouvi alguém se queixando de passar longas horas nas mídias sociais, sem manter nenhum contato que pudesse ajudar em sua carreira. Ocorreu-me, então, que as mídias sociais só resolvem uma parte do problema. Precisamos manter contato uns com os outros e as mídias sociais possibilitam isso. Contudo, para construir relacionamentos de verdade, necessitamos expandir nossos contatos *para fora* – sair, deixar o escritório, ir ao encontro de outras pessoas e nos relacionar com elas, face a face. Temos de sair da frente do computador, largar o celular e encontrar as pessoas no mundo real, não no virtual. Precisamos conversar durante o café da manhã, o almoço, o lanche ou o coquetel, no restaurante, no parque ou na academia – e não apenas por e-mail ou videoconferência.

Link-se é um plano global para construir relações duradouras com pessoas que apoiarão seu sucesso. Ao expandir seus

contatos dessa forma, você sai de casa, do escritório, do negócio, da carreira e constrói relacionamentos face a face. Após aplicar o *Link-se*, você nunca mais se sentirá só. Sempre terá alguém ao seu redor para lhe dar conselhos, apresentar pessoas e ajudar a impulsioná-lo rumo a seu objetivo. Não lhe parece bom?

É, na verdade, um processo para sair de sua zona de conforto – física e mental. Ele lhe permite construir relações de confiança e colaboração com pessoas que estejam em contato, ou ligadas, a outras que possam fazer diferença em sua vida, e pelas quais você possa fazer o mesmo. O *Link-se* não possui nenhuma ligação ou associação com o site de contatos, de sucesso fenomenal, LinkedIn. Contudo, se você for membro do LinkedIn, ele pode ser uma ferramenta útil para o *Link-se*. (Discutiremos isso com mais detalhes no Capítulo 6.) Trata-se de uma via de mão dupla: você ajuda as pessoas a ter sucesso e elas também fazem isso por você. De início, talvez você se pergunte por que alguém iria querer colaborar para seu sucesso. Isso tem a ver com a abordagem adotada ao estabelecer e construir as relações. As pessoas querem ajudar quando são ajudadas. Ao expandir seus contatos, o objetivo é o de desenvolver relações duradouras que persistam durante toda sua carreira.

Não é o caso de contatos "descartáveis", que hoje estão presentes e amanhã não estão mais, ou de relações do tipo "usou, acabou". Esse é o tipo de *networking* às antigas que algumas pessoas ainda praticam e – como já discutimos – não funciona mais. O modelo do *Link-se* não admite conhecer pessoas em um evento, manter conversas rápidas para uma avaliação do potencial como clientes e trocar o máximo possível de cartões de visita. Ao ir embora, você não consegue

se lembrar de uma única pessoa que conheceu. O pessoal de vendas costuma olhar para cada um que conhece em um evento de *networking* como um possível cliente. E se a pessoa não demonstra interesse em seu produto ou serviço, adeus para sempre. Isso não é maneira de construir um relacionamento.

No modelo do *Link-se*, você vai a um evento de *networking* em busca de poucas pessoas com as quais tenha forte ligação ou interesses em comum. E, depois do evento, mantém contato, com a intenção de que o relacionamento cresça baseado em confiança e apoio mútuo.

O *Link-se* é um sistema passo a passo que pode ajudar você a realizar os sonhos mais ousados. Ele se baseia na premissa de que as pessoas o apoiarão porque terão sucesso quando você tiver, e vice-versa. É assim que o mundo funciona. Tenho certeza de que você já ouviu a frase "a gente colhe o que planta". Minha meta pessoal é disseminar o plano global *Link-se* pelo mundo afora e, juntos, darmos partida para um crescimento econômico, criando condições para uma economia próspera e ambições satisfeitas para as futuras gerações.

O livro vai lhe ensinar os benefícios de expandir seus contatos e criar a própria "comitiva" ou sistema de apoio. Descreverá de que modo isso pode mudar sua vida e ajudar na realização de seus objetivos, progredindo em sua jornada pessoal. Ao longo da leitura, compartilharei as estratégias que os líderes do passado e do presente usaram para deixar sua marca e seu legado.

Elas funcionam para aqueles que têm objetivos grandiosos ou para os mais modestos, que se contentam em ter uma vida feliz com desejos simples. Seja qual for sua agenda pessoal, você vai fazer descobertas valiosas sobre como atingir desde

as metas mais simples às mais complexas, com um exército de colaboradores para apoiá-lo. Descobrirá como construir relacionamentos sólidos com pessoas que você nunca pensou que estariam ao seu lado, determinar onde e como encontrar e envolver sua comitiva de colaboradores, e quais passos seguir para chegar lá.

Se você seguir os conselhos deste livro...

- Seu *network* vai compartilhar informações e conselhos.
- Estará envolvido com as principais entidades de seu setor.
- Seu *network* vai colocá-lo em contato com as pessoas que precisar conhecer em qualquer situação.
- Aprenderá recursos importantes para se manter à frente da concorrência.
- Terá acesso ao conhecimento, às opiniões e ao pensamento dos líderes de um negócio, uma economia e um mundo em constante mudança.
- Terá as mídias sociais ao alcance dos dedos, para ter acesso a tendências, artigos e contatos.
- Terá pessoas que o ajudarão a saber o que precisa, para seguir carreira em sua empresa atual ou se preparar para mudar de emprego.
- Estará pronto para abrir um novo negócio ou empresa de consultoria, ou desenvolver seu negócio atual, e para enfrentar os desafios de hoje.

Se você está indo bem em sua carreira e quer garantir a continuidade disso, se o desenvolvimento de negócios,

marketing e vendas constituem uma parte importante de suas responsabilidades e se você deseja ter um fluxo constante de clientes com menos sofrimento e estresse, o *Link-se* é para você. Este livro também pode ser um instrumento de salvação para os que estão brigando com o negócio ou a carreira – pessoas que já estão quase no limite ou preocupadas com o que será do próximo ano ou da próxima década. Quando você colocar em ação a estratégia proposta, suas preocupações diminuirão e a confiança reinará – ainda que em tempos difíceis.

Ao ler este livro, você conseguirá aplicar com facilidade as teorias à vida, passo a passo, acompanhando tudo com o formulário de prestação de contas fornecido. Sinto-me comprometida com seu sucesso, mas, para que o *Link-se* funcione como pretende, é preciso que você também esteja. Então, vamos começar a descobrir como expandir seus contatos e fazer isso acontecer.

Capítulo 1

Todo mundo precisa de uma comitiva

É, literalmente, verdade que você pode ter um sucesso maior, e mais depressa, ajudando os outros a prosperar.

— **Napoleon Hill**, extraído de *Quem pensa enriquece*

Você pode estar se perguntando o que, na verdade, pretendi dizer, quando mencionei, na introdução do livro, que você precisa de uma comitiva. Não estava me referindo àquela comitiva à moda antiga, que cerca a realeza e as personalidades ilustres, ou à do tipo que acompanha uma rainha para atender a todas e quaisquer necessidades – abrir portas, providenciar refeições, ter um lenço à mão para quando ela espirrar, além de se curvar, fazendo reverências como reconhecimento de sua grandiosidade. Esse tipo de comitiva tradicional é inútil; serve apenas como apêndice para as grandes celebridades, que percorrem o mundo com seus maquiadores, cabelereiros, babás, assistentes, professores e sogros a tiracolo. Ela fica a serviço de uma pessoa sem ganhar nada em troca, a não ser um salário ou, talvez – e de vez em quando –, um sorriso.

O que falei é que você precisa de um novo tipo de comitiva – uma que funcione mais como uma equipe. Pense na turma do seriado *Seinfeld*, nos Beatles durante o auge, ou em uma seleção durante um campeonato mundial. Ela é como um fã-clube mútuo, em que todos torcem pela vitória e pelo sucesso, uns dos outros. Essa nova comitiva ajuda seus membros a atingir os objetivos, a conseguir os empregos e os clientes que desejam, a ascender no mundo corporativo, a iniciar e a desenvolver negócios por meio de um apoio recíproco e constante.

Uma comitiva difere do *network*, pois é construída com base em relações de confiança entre as pessoas, que podem contar umas com as outras para obter conselhos, apoio e indicações em longo prazo. Já o outro, compõe-se por pessoas que conhecemos, mas com as quais nem sempre podemos contar para nos ajudar. Os membros do *network* nos auxiliam, caso isso venha ao encontro dos próprios objetivos, mas podem não ser confiáveis em um período maior, ou permanente.

Network	**Comitiva**
Contato por uma ou duas vezes	Relacionamento durante toda a vida
Uma pilha de cartões de visita	Pessoas com quem você conversa regularmente
Esquecem seu nome	Retornam suas ligações e seus e-mails
Apoio sem retorno	Apoio mútuo – uns aos outros, todos se ajudam
Comunicação rápida e superficial	Comunicação profunda e sincera
Acompanhamento vago	Acompanhamento permanente

Network	Comitiva
Ligam ou mandam e-mails só quando precisam de algo	Ligam ou mandam e-mails para fazer indicações e apresentações
Atitudes em proveito próprio	Atitudes com as quais todos ganham
Sem interesse por sua vida pessoal	Interessados em sua vida profissional e pessoal
Falta de confiança na relação	Relação de confiança

A nova comitiva lembra o sistema solar, com o Sol no centro e os planetas girando ao redor, cada um diferente do outro, trazendo suas qualidades únicas ao todo.

Os planetas são a comitiva do Sol. Eles estão sempre ali – o Sol pode depender dos planetas, que também dependem dele para obter luz e calor. Há uma relação de benefício mútuo entre o Sol e os planetas, assim como a existente entre você e sua comitiva.

Além disso, todos possuem as próprias luas em torno de si. E isso, uma vez que elas também fazem parte desse sistema solar, cria relações de apoios mútuos ainda maiores. Essa é a maneira exata como funciona a nova comitiva: cada um de nós é o Sol do próprio sistema solar.

A nova comitiva dá a você ótimos conselhos, garante indicações e apresentações valiosas e o mantém cercado por um grupo de pessoas influentes que lhe oferece apoio durante toda a carreira. E, para estabelecer essas relações de confiança e criar uma comitiva duradoura, seu papel é fazer o mesmo por elas. Cada um dos participantes ajuda os outros e, depois, passa isso adiante.

Você também pode imaginar sua comitiva como um “conselho administrativo” informal. Há uma boa razão para que, na maioria das empresas de capital aberto, os membros do conselho administrativo sejam pessoas de fora: eles não possuem interesse direto na empresa, porque não trabalham lá. Conseguem ter uma visão diferente das atividades da empresa quando chamados a orientar, aconselhar e assessorar um diretor-executivo.

Se pensarmos em você como o diretor-executivo de VOCÊ mesmo – de sua carreira, de sua trajetória e de suas decisões –, faz todo sentido dispor de um conselho administrativo. Talvez sem saber o que é melhor para VOCÊ, é bem provável que seja difícil se distanciar e analisar a própria situação. O Conselho, porém, pode ver o que lhe acontece de forma mais objetiva. Você não conhece todos os que ele conhece. Sendo assim, seus conselheiros podem lhe apresentar a pessoas capazes de ajudar você, como diretor-executivo, a administrar VOCÊ mesmo – bem como sua carreira e seus negócios – de forma muito mais eficaz.

Se você acha que isso vai dar um pouco de trabalho, está certo – vai sim. E pode até se perguntar se o esforço de expandir seus contatos vale a pena. Só posso afirmar o que milhões de pessoas já descobriram, desde o início dos tempos: em conjunto, a vida fica melhor.

Caso goste de pessoas, aplicar o *Link-se* será fácil e divertido para você. É claro, pode ser um pouco mais difícil se você for um pouco introvertido. Se você for do tipo solitário, talvez fique um tanto desconfortável no início e precise se esforçar um pouco. Pode ser que você prefira trabalhar o dia todo em sua mesa, depois ir para casa e se plantar diante da

TV ou do computador, em vez de expandir seus contatos. É também o que eu gostaria de fazer, muitas vezes – em especial depois de ter preparado o jantar, arrumado a casa e ajudado meus filhos com a lição de casa. Tenho certeza de que muitas pessoas já se sentiram assim, mas, acredite, no fim das contas, não é o caminho mais fácil, como já achei que seria. Precisei aprender a me defender, e a meus objetivos, obtendo a ajuda necessária com a família, os amigos ou as babás, para conseguir sair e expandir meus contatos.

Para quem tem ambição, o suposto "caminho mais fácil" é um percurso que jamais termina. É como um labirinto que, o tempo todo, o impede de encontrar o caminho para sua próxima realização. No entanto, ao começar a usar o *Link-se*, você encontrará parceiros para ajudá-lo na estrada. Eles segurarão sua mão, para mostrar o caminho até a porta dourada, no fim do labirinto. E o esforço feito para encontrar e se relacionar com essas pessoas valerá a pena, porque *você* vale a pena.

Quem você quer em sua comitiva?

O modelo ideal é composto por pessoas influentes e com contatos, ligadas a outros profissionais empreendedores e com essas características. Queremos nos cercar de indivíduos autossuficientes, autoconfiantes e autorrealizados e não dos que estejam interessados apenas em si e no próprio sucesso.

Sua comitiva pode ser constituída por profissionais de todos os setores – professores, advogados, contadores, artistas, pequenos empresários, executivos e outros. Embora você

possa supor que deva limitá-la a pessoas de seu ramo de negócio ou atividade, uma comitiva verdadeira possui membros com grande variedade de competências, em diversas áreas. Eles estão envolvidos com empresas, associações, comunidades, ONGs, com o governo ou outras atividades externas. São realizadores e fazem as coisas acontecer. Pessoas atuantes, ocupadas, que estão se destacando em seus empregos, negócios ou setores – e até no mundo. Esses são os candidatos ideais para sua comitiva. Podem ser da sua família, amigos ou pessoas que você ainda nem conhece, mas conhecerá após colocar em prática a estratégia do *Link-se*.

Por enquanto, tenha em mente que qualquer pessoa de que você goste, considere interessante ou cativante, ou com a qual compartilhe um interesse ou objetivo comum, pode ser candidato a fazer parte de sua comitiva. À medida que avançar em sua formação, você talvez descubra que pessoas de determinadas áreas afins podem ser as mais valiosas para fazer parte dela. Se for o seu caso, procure mais gente assim. E lembre-se de que pessoas com experiências diferentes o ajudam de formas diferentes.

É preciso uma comitiva

As pessoas mais bem-sucedidas, no mundo dos negócios, têm muitas coisas em comum e uma delas é o fato de que todas possuem sua comitiva.

É amplamente reconhecido, nesse meio, que o sucesso depende dos esforços de uma equipe, não apenas de um único indivíduo.

Quando perguntaram ao famoso inventor, Thomas Edison, por que tinha uma equipe de 21 assistentes, ele disse: “Se

conseguisse resolver todos os problemas sozinho, resolveria". E, como o guru da administração, Ken Blanchard, salientou com precisão: "Nenhum de nós é tão esperto quanto todos nós juntos". Do mesmo modo, o autor de *Os sete hábitos das pessoas altamente eficazes*, Stephen Covey, afirmou: "As pessoas interdependentes combinam os próprios esforços com os esforços dos outros para conseguir um resultado muito melhor".

Pense nisso. "Nenhum de nós é tão esperto quanto todos nós juntos." Bem, isso é óbvio. Por mais brilhante que alguém possa ser, estamos todos limitados ao próprio conhecimento, à experiência e às pessoas com as quais já nos relacionamos. Quando temos uma comitiva, surge um acesso a pessoas que pensam de uma maneira muito diferente de nós. Elas veem os desafios e as oportunidades de forma totalmente diversa. Conhecem pessoas que não conhecemos.

Então, se todos esses importantes autores e especialistas em negócios defendem o valor do trabalho em equipe para ajudar a obter resultados vitoriosos, por que as pessoas iniciam e desenvolvem a carreira sozinhas? Por que tantos pequenos empresários acham que precisam fazer tudo por conta própria? Por que muitos profissionais de marketing e vendas acreditam que o único jeito de encontrar novos clientes é por meio do telemarketing ou surrupiando-os "sem uma ajudinha dos amigos"? Por que tantos creem que, se não conseguirem prosperar por si mesmos, serão um fracasso?

Essa visão, convencional, é falsa. Sobrecarregamo-nos injustamente com uma responsabilidade grande demais – um fardo que poderia ficar muito mais leve, caso pedíssemos e aceitássemos a ajuda dos outros.

Observe a maioria dos grandes líderes – eles não fizeram nada sozinhos. Quando os participantes dos círculos mundiais de poder masculino se referem aos "velhos amigos", na realidade estão falando de sua comitiva – um grupo no qual investiram tempo e energia para construir sólidas relações de confiança. Muitas delas começaram no início da carreira, e eles continuaram acrescentando novos contatos à comitiva enquanto galgavam degraus em direção ao sucesso.

Uma retrospectiva da história

Henry Ford é considerado um dos maiores industriais dos Estados Unidos, mas nunca teria alcançado o sucesso estrondoso que teve sem a sua comitiva. O livro de Napoleon Hill, *Quem pensa enriquece* – publicado pela primeira vez em 1937 –, conta a história de Ford em detalhes. Depois de trabalhar para Thomas Edison como engenheiro da Edison Illuminating Company, no início da carreira, Ford iniciou o próprio negócio e acabou inventando o primeiro automóvel, após inúmeros fracassos. Algumas de suas maiores realizações surgiram em decorrência do apoio de sua comitiva, que incluía seu antigo patrão, Thomas Edison; o fundador da Firestone Rubber Company, Harvey Firestone; o naturalista literário e seguidor de Henry David Thoreau, John Burroughs, e o cientista agrícola Luther Burbank.

Até o presidente norte-americano Warren G. Harding fez parte dela. A comitiva de Ford e Edison apoiava mutuamente seus negócios e suas aspirações profissionais, o tempo todo. Eles chegaram a participar de uma série de

acampamentos juntos, viajando no que poderia ser considerado o primeiro *trailer*. Boa parte da história por trás do sucesso de Ford envolve o papel desempenhado por Thomas Edison, ao incentivar o empregado promissor a continuar desenvolvendo seu veículo automotor – conhecido depois como automóvel – enquanto trabalhava na empresa de Edison. Quando Ford conseguiu fundos suficientes para deixar a companhia e trabalhar no próprio projeto, em tempo integral, Edison continuou a apoiar seu sucesso com conselhos e indicações para sua comitiva.

Gloria Steinem é famosa por liderar o movimento feminista dos anos 1960 e 1970 e por fundar diversas organizações que promoviam a igualdade entre os gêneros. O sucesso que teve em conquistar oportunidades econômicas iguais para as mulheres foi resultado de sua liderança. Contudo, a mudança teria sido impossível sem o apoio de sua comitiva, que incluía a advogada Florynce Kennedy, as congressistas Bella Abzug e Shirley Chisolm, a escritora e feminista, Betty Friedan, a ativista do direito ao voto, Fannie Lou Hamer e a ativista dos direitos civis e jornalista, Myrlie Evers, para citar algumas. Foi preciso um esforço de equipe para mudar o mundo para as mulheres.

Martin Luther King é reconhecido como líder do Movimento pelos Direitos Civis, mas não teria conseguido acabar com a segregação racial sem sua comitiva. Ela incluía luminares dos direitos civis como Whitney Young, Dorothy Height, Roy Wilkins, A. Philip Randolph e John Lewis – que eram tão dedicados a conquistar igualdade para os negros quanto o reverendo Luther King. Todos eles trabalhavam em conjunto, em um mútuo apoio às metas das entidades a que pertenciam para conquistar direitos civis para todos – apesar do

fato de terem, cada um deles, os próprios – às vezes divergentes – objetivos.

De volta ao futuro

É incrível quanto podemos nos tornar poderosos se estivermos dispostos a sair e pedir ajuda aos outros – e quanto, também, ficamos poderosos, quando ajudamos os outros a atingirem seus objetivos. Os exemplos históricos citados ilustram de que modo podemos nos tornar agentes de mudanças sociais, inovações revolucionárias ou quaisquer que sejam nossos objetivos. A história nos mostra quanto é imprescindível atrair outras pessoas à nossa causa, seja ela social, política, empresarial ou até pessoal. A força de atrair uma comitiva faz *toda* a diferença.

As histórias apresentadas podem nos ajudar a aprender com o passado e avançar em direção ao futuro, usando o que funciona no presente. Acredito muito no *crowdsourcing*, a sabedoria coletiva trazida pelos outros. Quando penso em relacionamentos, trabalho em equipe e formação de comitiva, sou atraída pelo que os outros que já "estiveram lá, fizeram isso" dizem sobre o assunto. Por isso, a experiência deles é a visão a ser seguida para nosso futuro sucesso.

> "O trabalho em equipe é tão importante que é praticamente impossível você atingir o máximo de sua capacidade ou ganhar o dinheiro que deseja sem ficar muito bom nisso."
>
> – **Brian Tracy**, especialista em administração e autor de *Conquiste sua independência financeira*

"Os relacionamentos são como os músculos – quanto mais exercitados, mais fortes ficam."

– **Keith Ferrazzi**, autor de *Nunca almoce sozinho!*

"Muita gente quer andar com você de limusine, mas você precisa é de alguém disposto a lhe acompanhar no ônibus, quando ela quebrar."

– **Oprah Winfrey**

Todos esses especialistas – indivíduos que conquistaram tanto sucesso na vida – não podem estar errados.

Eles nos dizem, com clareza, que para conseguir o que deseja na vida você precisa, decerto, cercar-se de pessoas que estejam dispostas a lhe ajudar em seus objetivos. Dizem também que, de modo análogo, precisamos auxiliar quem nos ajuda e estar presentes quando as coisas vão mal para essas pessoas, assim como elas fazem por nós.

Esses líderes criaram suas comitivas através do *Link-se*. Eles sabiam que o trabalho mais importante não era realizado em suas mesas. Fazer contato com as pessoas, face a face, foi uma parte essencial de seus esforços. Eles se levantaram de suas cadeiras, deixaram sua rotina diária e expandiram seus contatos para construir novos relacionamentos. Entraram para associações, participaram de encontros e conferências, agendaram reuniões no café da manhã ou no almoço, doaram parte do seu tempo a causas que importavam. Algumas comitivas, como a de Henry Ford, chegaram a fazer viagens em grupo. Hoje, tanto líderes políticos como empresariais estabelecem relações de negócios e de caráter pessoal em conferências como o Fórum Econômico Mundial em Davos,

na Suíça, e a conferência anual da Allen & Company, em Sun Valley, nos Estados Unidos, bem como em campos de golfe e *spas*. Todas essas pessoas, de incrível sucesso, sabem de uma coisa: a presença física constante constrói relacionamentos sólidos e cria comitivas que duram por toda a vida.

Os próximos capítulos ensinarão, com precisão, que passos seguir para aplicar o *Link-se* com êxito e transformar seu grupo de amigos, contatos e colegas em uma rede de apoio – sua comitiva – com pessoas que ajudarão a impulsionar seu sucesso. Sua responsabilidade é o caráter recíproco por elas, pois, como já enfatizei – o *Link-se* é uma via de mão dupla. Todos ajudam uns aos outros a atingir seus objetivos.

O *Link-se* NÃO é uma competição. Para mim, é um mistério a razão pela qual tantas pessoas sentem que construir relações de apoio é como conspirar com o inimigo – e enxergam qualquer um que faça algo semelhante ao que elas fazem como concorrente. Acordem! *Todos* nós podemos ser vitoriosos quando trabalhamos em conjunto. É verdade – de fora, pode parecer que sejamos concorrentes, mas, no fundo, a maioria de nós tem tanto objetivos como definições diferentes para o sucesso. Formando parcerias, percebemos que a pessoa ou o negócio que antes víamos como concorrente pode se tornar um parceiro valioso. E isso vale para os indivíduos assim como para as empresas. Várias publicações defendem a crença de que colaborar com empresas que possam ser consideradas concorrentes traz resultados positivos para os dois lados. O livro *O fim da concorrência*, de James F. Moore, é um deles; *Co-Opetition* (Co-opetição), de Adam Brandenburger e Barry Nalebuff, é outro. Como disse o presidente Franklin D. Roosevelt: "Já foi demonstrado que a concorrência é útil até

certo ponto e não mais; mas a cooperação, que é o que mais aspiramos hoje em dia, começa onde a concorrência termina".

Em outras palavras – quanto mais cedo você deixar de olhar para seus colegas como concorrentes e passar a vê-los como colaboradores e parceiros em potencial, mais depressa estará a caminho de alcançar sua definição de sucesso. Atualmente, quando as pessoas dedicam um tempo para conhecer, de fato, umas às outras – e descobrir como podem apoiar, em conjunto, seus objetivos – todos ganham!

O poder de um elo

Pense em uma corrente de prata, ouro ou platina em volta de seu pescoço ou do de alguém que você ame. Cada elo está ligado ao seguinte, que leva a outro elo. Esse é o poder do *Link-se*. Quando você estabelece forte relação com uma pessoa e apresenta sua visão ou seus objetivos, ela tem a oportunidade de ligar você a outra pessoa, e mais outra. Cada elo tem a própria corrente de ligações e relacionamentos – e quando você expande seus contatos, as ligações e as possibilidades podem seguir em absolutamente *qualquer* direção.

Pense em quanto iluminamos e inspiramos muito mais os outros quando o brilho dos elos que nos rodeiam se reflete em tudo o que fazemos. É quase mágico. Às vezes, minha vida parece, de fato, mágica – como se tivesse achado o pote de ouro no fim do arco-íris. Ela tem sido plena e empolgante por causa do *Link-se*. Jamais teria realizado tudo que pude sem o poder mágico desse elo. Agora o poder pode ser seu, também.

Capítulo 2

Fundamentos para atrair sua comitiva

Visão sem ação é um devaneio. Ação sem visão é um pesadelo.

— Provérbio japonês

Algumas pessoas acham fácil fazer novas amizades, mas para a maioria não é assim. Quase sempre, temos um pequeno círculo, com poucos amigos de verdade – pessoas em quem confiamos e que compartilharão nossos sentimentos. Em geral, há um círculo ainda menor, daquelas com as quais nos sentimos à vontade para discutir assuntos de carreira ou negócios. Seu *network* atual pode lhe ajudar a atingir seus objetivos, acrescentando outras relações de confiança.

O segredo para mudar a carreira ou o negócio é aumentar sua comitiva e tirar partido das relações que você possui. A finalidade do *Link-se* é levar suas competências e seus contatos para o próximo nível. Para atrair as pessoas a comporem sua comitiva, você precisa de um arsenal de ferramentas ou táticas. Algumas delas já devem estar à sua disposição, mas

talvez não as utilize há um bom tempo. Elas podem ser antiquadas ou, quem sabe, precisem de uma regulagem.

As ferramentas que você precisa ter em seu arsenal são:

- Declaração de visão.
- *Outdoor* pessoal.
- Plano de marketing.

Para ajudar em sua jornada pelo *Link-se*, recomendo-lhe que mantenha um diário de viagem. Ele o ajudará a se manter concentrado e organizado, e terá papel importante em seu sucesso.

Declaração de visão

Vamos começar pela ferramenta mais importante de seu arsenal – a visão. Qual é a visão que você tem da carreira ou do negócio, no futuro? Ela pode estar escondida em algum lugar de seu cérebro, mas está lá. Este livro vai ajudá-lo a descobrir.

Visualizar é mais do que pensar positivo. É um processo ativo que ajuda você a atingir as metas. Segundo o *Dicionário Webster*,

> visão é o ato ou o poder de antecipar o que será ou pode vir a ser. Ou, em outras palavras, uma experiência na qual uma coisa ou um evento parece vívido ou verossímil à mente, embora não esteja presente, de fato.

Não importa em que estágio da carreira você esteja. Uma visão pode ser comparada à experiência de olhar para uma bola de cristal e ver o futuro em ação. É útil ter

uma visão de curto prazo – como seu negócio, sua carreira ou sua vida estará daqui a dois anos – e outra, de longo prazo – dentro de sete a dez anos. Você é que sabe quantos anos quer enxergar à frente. Considere o fato de que há quinze anos as empresas, em geral, enxergavam cinco anos como um plano de curto prazo, mas que agora estão mais propensas a fazer planos para um período de dois ou três anos. As coisas mudam tão depressa que, se planejarmos para muito adiante, o mundo poderá estar tão diferente do que havíamos previsto, que nossas estratégias e nossos objetivos também precisarão mudar.

Por que é importante ter uma visão? Ter uma visão pessoal é tão importante para nós quanto é para uma corporação ter uma visão de negócios. Quando temos visão pessoal, é possível criar estratégias para transformá-la em realidade. Se você não a possuir, será mais ou menos como viajar em uma estrada sem destino. Você pode até se divertir enquanto está viajando, mas não faz a mais vaga ideia de aonde vai parar. E, talvez, fique desapontado com seu destino, porque nunca planejou chegar lá. Quando se tem uma visão, é possível fazer um plano para a viagem e todos os esforços para chegar ao destino desejado.

Teste de visão pessoal

Para ajudar a tornar sua visão mais clara, comece respirando fundo. Em seguida, deixe sua mente divagar enquanto faz o teste proposto, escrevendo as respostas no seu diário do *Link-se*, sob o título "Ideias de visão pessoal". Relaxe,

concedendo-se pelo menos vinte minutos para completar o teste. Ele lhe dará as respostas necessárias para delinear sua visão pessoal.

Parte 1:

Por que você faz o que faz?

O que mais gostaria de realizar (se houver)?

O que o satisfaz em seu trabalho/profissão atual?

O que o apaixona mais?

Se pudesse fazer qualquer coisa, como gostaria de passar oito horas por dia?

Descreva as pessoas com quem você gostaria de colaborar.

Que resultados e retornos tem obtido para si, atualmente?

Quais são os resultados de seus esforços pelos outros?

O que o entusiasma em relação ao que faz hoje?

O que o entusiasma em relação ao futuro?

O que você se vê fazendo, daqui a cinco anos?

Parte 2:

Depois de responder às perguntas do questionário, feche os olhos, encoste-se, relaxe e sonhe por um instante ou dois. Quando começarem a se formar algumas imagens em sua mente, você estará tendo uma visão. Em geral, se você se permitir ficar em silêncio por cerca de cinco a dez minutos, começará a ver em sua mente o que o deixa feliz ou realizado. Não exclua suas ambições pessoais.

Quando você tem um sentimento claro em relação à visão, pode fazê-la acontecer, se desejar. Talvez você precise

repetir o processo algumas vezes, dando-lhe tempo para se infiltrar. É importante superar o pensamento limitado. Abrindo sua mente e criando uma declaração de visão, você estará dando o primeiro passo para atingir seus objetivos.

Pode ser que você assimile sua visão de imediato. Ela pode surgir enquanto você estiver no chuveiro – lugar em que muitos têm suas melhores ideias – ou ao acordar, pela manhã. Deixe papel e caneta ao lado da cama, para que você possa anotar os pensamentos quando surgirem. Permita-se tempo e espaço para deixar que sua visão aflore. Trata-se de um processo em evolução.

Se sua visão não estiver clara, aqui estão alguns passos para se aproximar dela:

- Reserve um tempo para olhar suas respostas do teste – parte 1.
- Que respostas em comum aparecem nele? De que modo estão ligadas?
- Como elas se relacionam ao que você faz atualmente ou a coisas que já pensou em fazer?
- Incorpore as respostas a qualquer imagem que vier à mente, enquanto estiver fazendo a segunda parte do teste.
- Anote tudo.
- Deixe ao lado da cama, dê uma olhada antes de dormir e quando acordar. Dentro de alguns dias, é muito provável que você tenha uma visão, ou o início de uma, de seu futuro.
- Quando, de fato, sentir que tem um objetivo, anote-o na forma de uma declaração, como se já

estivesse acontecendo. Use palavras positivas. Por exemplo, escreva: "estou fazendo tal coisa". Evite "não estou fazendo tal coisa". Quando você escreve uma frase negativa, a mente capta e se concentra naquilo, e não em algo positivo.

- Escreva sua "declaração de visão" em um pequeno cartão. Mantenha-o ao lado da cama ou em sua mesa e olhe para ele, todas as noites. Se isso fizer com que se sinta bem e acionar algo positivo dentro de você, parabéns – você já tem sua declaração de visão! Não há problema nenhum se você continuar a desenvolvê-la, à medida que sua visão se tornar mais clara.

Como exemplo, escrevi a seguinte declaração de visão, um ano antes de criar o conceito do Women's Leadership Exchange: "Estou ajudando as mulheres a se tornar mais independentes economicamente, para que haja mais mulheres líderes no mundo".

Na época em que a fiz, não tinha definido seu modelo ou nome: nada, enfim. O conceito surgiu a partir do instante em que me concentrei em minha visão. De repente, tudo apareceu de uma só vez e soube como transformar a visão em realidade. E assim nasceu o Women's Leadership Exchange.

Histórias de sucesso

A maior parte das pessoas bem-sucedidas atribui o sucesso ao fato de ter uma visão. Na época em que a criam, muitas

vezes não têm ideia de como torná-la realidade, entretanto, ela acaba ocorrendo. Como isso se dá? Quando você se concentra em sua visão, o inconsciente direciona a energia para sua concretização.

Mudar seus pensamentos pode mudar a realidade. Uma visão, quando poderosa o bastante, é aceita por nosso inconsciente e leva a uma mudança de mentalidade, assim como de hábitos e atitudes. Essa mudança positiva nos coloca em contato com novas pessoas e situações. Quando você observa pessoas que obtiveram êxito em determinada área, a trajetória do sucesso delas pode ser atribuída à visão clara e ao poder do inconsciente. Isso já foi documentado em pesquisas que remontam a Sigmund Freud, Napoleon Hill e ao doutor Joseph Murphy, além de outras realizadas por universidades de renome, como Yale e Princeton.

Martha Stewart

No início do casamento, ela adorava entretenimento, culinária e jardinagem. Depois dos 30 anos, teve a visão de abrir um popular bufê em sua cidade, em Connecticut e se tornou uma das banqueteiras mais aclamadas da região. Depois disso, ela expandiu sua visão. Então, viu-se como escritora e personalidade televisiva. Em poucos anos, ela concretizou isso. Em seguida, teve mais uma visão, a de publicar revistas, criar produtos e construir uma marca poderosa e influente. É desnecessário dizer que ela transformou essa visão no império Martha Stewart. Nem mesmo uma pincelada de polêmica e uma breve temporada na cadeia, por um crime de "colarinho branco", impediram-na de manter seu objetivo. Essa é uma boa lição para todos. Cada um de nós tem seus desafios.

Quando perseveramos, visualizamos as metas e nos recusamos a cair no fracasso e na autopiedade, conseguimos realizar nossos sonhos.

Steven Spielberg

Steven Spielberg, ganhador de três prêmios *Oscar*, teve a visão de ser o melhor cineasta do século quando tinha apenas 12 anos. A fim de ganhar um prêmio de fotografia do grupo de escoteiros, ele fez um filme de oito milímetros, com nove minutos de duração, chamado *The last gunfighter*. Não apenas ganhou o prêmio, como isso despertou sua visão. Sua biografia descreve que ele se visualizou recebendo um Oscar e começou a praticar o discurso de agradecimento, diante do espelho. Aos 17 anos, Spielberg conseguiu um estágio nos estúdios da Universal, por meio de uma indicação feita por um amigo da família. Ele usou a oportunidade para se aproximar de atores, como Cary Grant, e diretores importantes, como William Wyler, fora das filmagens. Aproximava-se e os convencia a almoçar com ele. Compartilhando com eles sua visão, ele os atraía a ser seus mentores e intermediarem contatos. Eles se tornaram parte de sua comitiva.

Mark Zuckerberg

O mais jovem bilionário do mundo vislumbrou o Facebook como um projeto mundial, que mudaria a forma como as pessoas se comunicariam e passariam a manter contato, e que acabou se tornando uma empresa de 1 bilhão de dólares. Zuckerberg o concebeu quando estudava em Harvard. Na época, o programa era visto por seus colegas como um projeto de faculdade que poderia valer 1 milhão de dólares,

algum dia. Ninguém o levou tão a sério como Zuckerberg, até que largou os estudos para concentrar toda sua energia em seu desenvolvimento. Era a visão poderosa de Zuckerberg que se tornava realidade.

Carly Fiorina

Sua visualização foi como líder no campo da tecnologia. Ela iniciou sua carreira como representante comercial da AT&T, em 1980, época em que não havia mulheres executivas no mundo corporativo norte-americano. Surpreendeu seus colegas, entrando para a divisão Network Systems, que era dominada pelos homens, tornando-se a primeira gestora mulher dessa divisão e, depois, diretora de vendas para a América do Norte. Sua visão poderosa, que a maioria considerava inatingível, aliada ao extraordinário instinto para vendas, chamou a atenção da cúpula da AT&T. Juntos, eles contribuíram para o seu sucesso e levaram-na a se tornar presidente da Lucent Technologies, e depois da Hewlett-Packard. A maioria das pessoas ficou surpresa com suas promoções. A visão de Carly Fiorina a impulsionou adiante, até que ela se tornou a mais poderosa mulher de negócios dos Estados Unidos, em 1998.

Em minha pesquisa, descobri que todas as pessoas muito bem-sucedidas têm uma visão de onde pretendem chegar e que cada uma delas possui uma comitiva. Às vezes, elas formalizam sua visão, anotando-a e pendurando em um espelho, geladeira ou computador. Às vezes, montam um quadro – uma colagem feita de recortes de revistas ou desenhos, que faz a visão criar vida. Algumas apenas mantêm sua visão como prioridade, o tempo todo.

Tinha uma colega que era uma publicitária de primeira. Trabalhou para uma pequena agência de relações públicas e depois para uma grande agência de relacionamento com o público. Ela era adorada e apreciada por seus excelentes resultados, em especial com grandes clientes como companhias aéreas, fabricantes de brinquedos e outras empresas listadas entre as cem maiores pela revista *Fortune*. Cansada de trabalhar para os outros, desejou concentrar sua energia em saúde, bem-estar e espiritualidade – temas pelos quais tinha interesse pessoal. Teve a visão de trabalhar por conta própria, representando alguns dos mais respeitados especialistas nas três áreas. Decidiu correr o risco e largou seu emprego, mantendo a atenção em sua nova visão. Em três meses, ela tinha feito contato com colegas e editores com os quais havia se relacionado durante os anos anteriores. Eles se tornaram parte de sua comitiva. Depois que compartilhou sua visão de trabalhar com especialistas nas áreas de saúde, bem-estar e espiritualidade, sua comitiva abriu portas e a colocou em contato com pessoas que haviam sido entrevistadas por eles e com editoras e agentes que representavam autores daquelas áreas. Sua visão e sua comitiva fizeram a coisa acontecer. De maneira muito rápida, ela iniciou o que se tornaria um negócio lucrativo, trabalhando com as pessoas que apareceram em sua visão.

A maioria das pessoas que admiramos iniciou com uma visão de si mesma, dedicando energia a trabalhar naquilo que, imaginava, traria grande satisfação ou realização.

As que não reservam tempo para discernir sua visão, em geral, têm empregos ou ocupações que as deixam sem inspiração e desmotivadas. Precisamos saber a que lugar

pretendemos chegar, para poder conseguir isso. Temos de entender o que queremos alcançar, a fim de que os outros (a comitiva) nos ajudem a chegar lá. Ter uma visão é fundamental para nosso sucesso. Ele raramente ocorre por acaso.

Quando se tem uma visão, ela pode ser compartilhada com as pessoas. Quanto mais entusiasmo você demonstrar, mais vão querer ajudá-lo a transformá-la em realidade. As pessoas se sentem atraídas por quem tem uma meta ou um propósito na vida. Quando você compartilhar sua visão com paixão, ficará surpreso com a quantidade de gente que vai querer lhe ajudar a chegar lá.

Seu *outdoor* pessoal

Uma vez que sua visão esteja clara em sua mente, anote-a, capriche na forma de expressá-la em palavras, até que ela o anime e o deixe empolgado em relação ao futuro. Um aviso aos perfeccionistas: a declaração de visão não precisa ser perfeita. Tente, da melhor forma possível, captar a essência do que visualiza para sua carreira, seu negócio, suas contribuições ou realizações. Quando for capaz de expressar sua declaração de visão com entusiasmo, será o momento de torná-la pública.

O que é mais público do que um *outdoor* em uma estrada? Milhares de carros passam por eles nas rodovias, todos os dias. Eles são grandes, chamativos e atraem a atenção. Alguns tentam nos convencer a comprar um novo produto, outros nos incitam a fazer uma parada pelo caminho ou a mudar nosso destino.

Transforme sua visão em um *outdoor* pessoal. Ele serve com propósito análogo ao de um *outdoor* na estrada, exceto pelo fato de estar promovendo você, e não um produto ou um destino. Você pode atrair pessoas com seu *outdoor* pessoal, compartilhando sua declaração de visão de forma clara, concisa e com entusiasmo.

A declaração de visão de Steven Spielberg, por exemplo, pode ter sido: "Estou produzindo filmes ganhadores de Oscars que inspiram e trazem alegria a pessoas de todas as idades". Já seu *outdoor* pessoal pode ter sido: "Melhor cineasta do século".

Como é o seu *outdoor* pessoal?

Aqui estão três passos para criá-lo:

- Passo 1 – Responda às perguntas que constam na parte sobre visão, neste capítulo.
- Passo 2 – Transforme os temas e as ideias dominantes de suas respostas em uma descrição de sua visão de futuro, com uma ou duas frases. Sua declaração de visão é a filosofia pessoal que você pode entremear em conversas com potenciais membros de sua comitiva.
- Passo 3 – Tome sua declaração de visão e a reduza a uma frase de impacto que possa ser exibida como um *outdoor* pessoal, que informa ao mundo quem será você, no futuro.

Você usará seu *outdoor* pessoal – a versão reduzida – para concentrar toda a atenção em sua meta. Espalhe pequenos *outdoors* por toda parte – em seu computador, no espelho do banheiro, no criado-mudo, na geladeira – em todos os lugares

para os quais olhar durante o dia e à noite. Isso manterá sua atenção na pessoa que você quer se tornar, exibindo-a com destaque. Você vai respirar, sentir e se tornar essa pessoa.

Quando começar a perceber que seu *outdoor* pessoal é real, você se sentirá à vontade para compartilhar sua declaração de visão com mais gente e chegar mais perto de atingir seus objetivos.

Plano de marketing

Use sua visão para garimpar um nicho de marketing para si. Com sua visão e seu *outdoor* pessoal à mão, estará pronto para vender a imagem da pessoa que VOCÊ quer se tornar.

É hora de colocar seu plano de marketing em ação. Alguns chamam isso de *personal branding*. Prefiro chamar de fazer marketing de VOCÊ. As pessoas compram produtos quando eles têm marketing e propaganda eficazes. Você pode se utilizar dessas estratégias para atrair pessoas para sua marca pessoal. Elas vão querer apoiar você por causa de sua campanha de marketing pessoal.

O surgimento de novas tecnologias aumentou o número de caminhos disponíveis para fazer o marketing de VOCÊ, podendo-se estabelecer sua marca pessoal tanto por meio de contato ao vivo como pela internet.

As quatro principais estratégias para um marketing bem-sucedido de VOCÊ são:

1. Sua comitiva (Capítulo 3).
2. Comunicação 2.0 (Capítulo 4).

3. Regras de etiqueta da comitiva (Capítulo 5).
4. Mídias sociais (Capítulo 6).

Filosofia "dar para receber"

No cerne de sua campanha de marketing pessoal está uma nova atitude, exclusiva da maioria dos programas do setor. Costumo chamá-la de filosofia "dar para receber". Ela propõe que você torne as metas de sua comitiva mais importantes que as suas. O segredo de um marketing bem-sucedido de VOCÊ se baseia em construir relações de apoio mútuo. Quando você ajuda as pessoas a atingir seus objetivos, elas ficam mais dispostas a lhe ajudar a atingir os seus. O espírito de generosidade está presente nas quatro estratégias de marketing. Na forma como você constrói sua comitiva, como se comunica e como utiliza as mídias sociais. Quando todos tiverem esse espírito de generosidade, ele será a marca de nossa sociedade. Não apenas todos atingirão suas metas pessoais, como o mundo será um lugar melhor para viver.

Os capítulos a seguir mostrarão, em detalhes, como colocar as quatro estratégias de marketing em prática, em conjunto com a filosofia "dar para receber".

FIQUE LIGADO: Cinco táticas para iniciar seu *Link*-se

1. Faça o teste de visão pessoal.
2. Crie sua declaração de visão.
3. Transforme-a em uma frase ou duas, com as quais você se sinta à vontade para compartilhar com as pessoas. Faça experiências, adaptações. Não desanime com o que os outros possam dizer. A declaração de visão é sua, não deles.
4. Escreva um texto de impacto para seu *outdoor* pessoal.
5. Crie pequenos *outdoors*, em cartões de 8 cm x 13 cm, e distribua-os em pontos estratégicos para que chamem sua atenção a maior parte do tempo.

Capítulo 3

Recrute sua comitiva

Seu verdadeiro network *é uma floresta com uma enorme quantidade de recantos e grutas escondidas, que estão sendo negligenciados.*

– **Keith Ferazzi,** extraído de *Nunca almoce sozinho*

Não apenas uso todo o cérebro que tenho, mas todos que posso tomar emprestado.

– **Woodrow Wilson,** *28° Presidente dos Estados Unidos*

É preciso uma cidade, uma equipe ou uma comitiva para que aconteça a maioria das coisas que valem a pena. Não importa se você está lançando a si mesmo ou a uma empresa. Se você está liderando uma causa que pode mudar o mundo ou produzindo resultados em sua área de atuação. Se está vendendo produtos e serviços ou a si mesmo. Caminhar sozinho não o levará muito longe. Nunca o levará – ou a qualquer outra pessoa, neste caso – ao seu objetivo final, ao topo da pirâmide, ao cume da montanha ou ao ápice do que tem em mente. Então, por que tentar fazer isso sozinho?

Sua comitiva o ajudará a transformar sua visão em realidade. Em troca, você ajudará também. Quando alguém

está em sua comitiva, vocês descobrem que estão em uma só sintonia. Vocês se sentem ligados e possuem algo em comum. Acreditam um no outro. Como formaram uma relação baseada em confiança, vocês se ouvem com atenção, pensam com seriedade nos conselhos de ambos e confiam nos contatos que apresentam um ao outro. É quase como se vocês tivessem formado uma grande família. Muitas vezes há mais confiança entre as pessoas que fazem parte da comitiva umas nas outras do que entre membros de uma família.

Você pode estar se perguntando: "Em que lugar encontrarei pessoas para minha comitiva?" Para alguns, isso pode parecer um sonho impossível. Pois estou aqui para dizer que não é assim tão difícil quanto você pode pensar. A maioria vai gostar de formar sua comitiva, especialmente quem for do tipo sociável. Se esse não for o seu caso, talvez você esteja prestes a jogar este livro no lixo e dizer: "Para mim já chega!" Por favor, não faça isso. Prometo-lhe que vou tornar tudo isso o mais fácil possível. Depois de ter seguido as orientações propostas, e tido alguns êxitos, você vai querer aumentar sua comitiva cada vez mais.

Primeiro, deixe-me dizer o que NÃO pedirei que você faça:

- Não vou lhe dizer para ir a reuniões de *networking* em que a principal finalidade seja trocar cartões de visita.
- Não vou lhe mandar a eventos nos quais precise ficar de pé e fazer sua apresentação rápida.
- Não vou lhe dizer para sair e dar palestras diante de grupos – algo que a maioria das pessoas mais teme.

Espero que esteja se sentindo melhor agora. Seus piores temores NÃO vão se tornar realidade.

Contudo, se você quiser fazê-lo, vá em frente. Podem ser maneiras eficazes de conhecer pessoas. No entanto, não são as únicas e muito menos imprescindíveis para formar sua comitiva. Se você quiser frequentar reuniões de *networking*, preparar uma apresentação rápida e dar palestras, faça isso com a finalidade de construir relacionamentos com algumas das pessoas que virá a conhecer, e que possam fazer parte da comitiva. Não gaste tempo distribuindo cartões de visita.

Qualificações para a comitiva

Como saber se alguém merece estar em sua comitiva? Como saber se alguém tem potencial para fazer parte de uma comitiva?

Marla Schaefer, que foi presidente e diretora-executiva da Claire's – empresa de acessórios e bijuterias com mais de três mil filiais espalhadas pelo mundo – afirma: "As melhores ideias que já tive nos negócios surgiram ao caminhar pelo corredor e conversar com quem entregava a correspondência". Ela diz que, para a maioria das pessoas, se alguém não está no mesmo nível, não tem nada a oferecer. Ela acredita no contrário. É uma grande perda quando as pessoas se isolam em seu mundo. Segundo Marla: "Você tem de falar com todos... Manter a cabeça aberta, as portas abertas e estar sempre disposto a conversar".

Abra a cabeça para quem poderia estar em sua comitiva. Eles não precisam ter MBA, ser Ph.D ou possuir qualquer

outra graduação. Devem ser pessoas ativas e entusiasmadas em relação às atividades profissionais. Ao conhecer pessoas novas, pense a respeito das seguintes questões:

1. Você está impressionado com o trabalho que elas fazem?
2. Elas estão envolvidas em uma atividade que desperte interesse?
3. O trabalho delas tem alguma coisa em comum com sua visão?
4. Elas têm algum interesse ou curiosidade sobre sua visão?
5. São atuantes em associações ou entidades que lhes permitam ter acesso a líderes e tomadores de decisões?
6. Podem ter clientes, sócios, colaboradores ou contato com pessoas que se encaixem em alguma das alternativas acima?

Se você respondeu "sim" ao menos a duas das perguntas, é provável que elas sejam boas candidatas para sua comitiva. Como você descobre essas informações?

- Fazendo-lhes perguntas sobre elas.
- Mostrando que está interessado nelas.
- Conhecendo-as.

Mesmo que elas não acabem se tornando parte de sua comitiva, você ainda pode estabelecer uma relação capaz de beneficiar a ambos. Em geral, os membros de uma comitiva não se revelam de imediato. Todo contato requer atenção

constante até se tornar uma relação de primeira ordem que progride até se transformar em uma "adesão" à comitiva. Portanto, seja paciente, generoso e presente, com sutileza.

Agora, é hora de identificar *em que lugar* você encontrará sua comitiva.

Converse com sua família

Como mencionei no Capítulo 1, o *Link-se* é um processo de construção de relações de confiança e colaboração com pessoas que estejam em contato, ou ligadas a outras, que possam fazer diferença em sua vida. A maneira mais rápida de começar a formar sua comitiva é expandir seus contatos com pessoas que você já conhece.

Alguns dos membros da sua comitiva são pessoas que você já conhece. Você simplesmente não as vê. Na verdade, elas estão escondidas à primeira vista. Talvez você as conheça há anos. Podem até ser membros de sua família. Aqueles com os quais você se reúne no Natal há décadas: tias, tios ou primos que você conhece desde os 2 anos. É provável que vocês nunca tenham tido uma conversa sobre suas ambições, seus sonhos ou seus desejos para o futuro. Você já lhes perguntou sobre trabalho, carreira ou como passam o tempo? Questionou sobre aquilo que os preocupa ou como veem o futuro?

Na maioria das famílias, as pessoas não têm ideia da profissão de seus familiares. Ficam ocupadas demais falando sobre assuntos pessoais, além de comer, beber, cozinhar ou assistir futebol na TV, para sequer pensar em conversar sobre

questões profissionais. Antes, os homens costumavam se retirar para um salão a fim de discutir negócios e atualidades e fumar charutos. Essas conversas parecem ter desaparecido, assim como o salão. É verdade que as famílias às vezes discutem sobre notícias e política, mas é raro que dialoguem sobre carreira e trabalho. A maior parte das famílias tão somente não faz isso.

Diante desse fato, ninguém conhece os segredos escondidos sobre a carreira de cada um. Sabemos até que o tio Henrique é contador, ou que a tia Júlia é jornalista. Contudo, não temos ideia do que fazem, de fato, com quem trabalham, do que mais gostam em suas atividades e como estão fazendo diferença no mundo.

Já imaginou se tivéssemos conversas de verdade com quem amamos sobre como passamos mais de quarenta horas semanais? Quantas seriam as descobertas? Que conexões existiriam? Você sabe o que o seu tio faz, todos os dias? Acha que ele trabalha no ramo editorial, mas é só isso. Tem ideia de que sua prima atua em uma empresa virtual, mas não tem a menor noção do que ela faz lá, na realidade. A tia Sandra dirige uma organização com mais de mil participantes. Qual era o nome dela? Você não consegue se lembrar. Como podia saber que o tio Artur, o publicitário, trabalha com as empresas mais importantes do país e conhece os diretores de marketing em pessoa? E ele nem imagina que você já trabalha na área de marketing há alguns anos.

Seria fascinante saber o que cada um faz de verdade todos os dias e conhecer seus objetivos de carreira. No passado, as pessoas trabalhavam em uma só empresa a vida inteira ou cuidavam do negócio da família. O mundo mudou.

Hoje, as pessoas estão trocando de emprego, montando negócios empreendedores, fazendo todo tipo de coisas empolgantes. Ainda que você soubesse o que seus familiares faziam há cinco anos, aposto que a carreira deles está bem diferente agora.

Em uma rara conversa após o jantar, uma de minhas clientes descobriu que sua sobrinha queria ser *designer* de interiores. Ela a apresentou a um contato que tinha uma empresa de *design* para lhe dar algumas informações sobre a área. Seu amigo ficou tão impressionado com a sobrinha, que lhe ofereceu um estágio. Oito meses depois, ela foi promovida a um cargo bem remunerado de *designer* assistente.

O segredo, aqui, é que alguns familiares podem lhe propiciar um avanço rumo a sua visão. Você também pode ser útil para eles, que, por sua vez, não são os únicos que podem ajudá-lo. Eles podem ter condição de lhe proporcionar contatos com aqueles que conhecem. Cada membro de sua comitiva é um elo de contato com outras pessoas, que podem ser a "pepita de ouro" para o sucesso na carreira ou nos negócios.

Comece a conhecer sua família de modo bastante diferente.

Convide seu tio para um café, na próxima semana. Pergunte a uma prima se você pode apanhá-la no escritório, no fim do expediente, para conversar e aprender mais sobre o que ela faz. E sua tia pode estar chefiando uma associação fascinante, em que você não apenas poderia aprender alguma coisa, como ela também poderia apresentá-lo a pessoas influentes. No entanto, primeiro, ela precisa entender para qual direção você está indo e ao que aspira.

Encontre-se com seus familiares. Compartilhe seu *outdoor* pessoal e sua visão. Então, talvez eles possam lhe apresentar às pessoas certas. Não importa que ninguém em sua família o tenha ajudado antes. Eles não sabem o que você anda fazendo e quais são seus objetivos!

Quando se sentar com eles para falar de trabalho, não encare isso como uma entrevista. Veja como uma oportunidade de encontrar outras coisas que possam ter em comum, além da relação familiar. Eis alguns dos principais tópicos a ser discutidos:

- Como iniciaram a carreira e como ela evoluiu até a função atual?
- O que mais gostam no trabalho?
- Que pessoas interessantes já tiveram como colegas ou clientes?
- O que gostariam de ter mais tempo para fazer, dentro e fora do trabalho?
- Ouça com atenção o que disserem, mas não tenha medo de ressaltar os pontos em comum que possam ter.
- Descubra se há alguma coisa que você possa fazer por eles, ou pessoas que você possa lhes apresentar, para ajudá-los a progredir ainda mais.

Conversas com a família podem abrir as portas para informações, contatos, indicações e até possíveis clientes. Lembre-se: seja sincero com seus familiares, ouça-os. Quando se é um bom ouvinte, todo tipo de oportunidade pode surgir, porque damos ao outro a chance de contar sua história. E ao

ouvir cada uma delas, você verá pontos em comum que fortalecem as relações, permitindo-lhes ajudar uns aos outros, sejam quais forem seus objetivos.

Recorra à sabedoria dos amigos

Algumas pessoas têm poucos amigos e outras, muitos. Não importa quantos amigos você tenha, é normal que eles constituam uma fonte de apoio e que alguns até possam ser membros de sua comitiva. Mais uma vez, não é o que eles podem fazer por você, mas as pessoas que conhecem, o que pode ser valioso.

Certos amigos falam sobre seus trabalhos. Muitas vezes, para reclamar do emprego ou de colegas que os estão deixando loucos. Afinal de contas, para quem você vai se queixar, que não seja para seus amigos? Que tal animar um pouco a conversa? Em vez disso, fale sobre seu futuro, aonde pretende chegar, quem gostaria de conhecer, que pudesse lhe dar conselhos ou apresentar pessoas. Alguns de seus amigos podem facilitar esses contatos.

Eles conhecem muita gente. Além das pessoas com quem trabalham ou já trabalharam, podem ter amigos ou familiares capazes de orientá-lo, apresentar você a possíveis clientes, indicar outras pessoas para seu negócio ou lhe dar sugestões sobre os melhores fornecedores ou sites.

Dê a eles a oportunidade de lhe colocar em contato com pessoas influentes, compartilhando os pensamentos mais profundos sobre sua visão e sua marca pessoal. Depois, pergunte a eles quem conhecem que poderia dar-lhe conselhos.

Lembre-se: ao formar a comitiva, nunca peça ajuda – sempre conselhos. Pedir um emprego ou uma venda é a maneira mais rápida de acabar com sua comitiva. Como podem pensar em lhe indicar ou apresentar a alguém, sem sequer conhecê-lo?

Depois que souberem quem você é, a visão que tem de sua carreira ou negócio, ou a paixão que tem pelos produtos ou serviços que está vendendo, talvez encontrem uma forma de ajudar. Descobri que as pessoas ficam mais dispostas a oferecer apoio ou indicações quando a ideia parte delas mesmas.

Outra vez, sempre PEÇA CONSELHOS. É claro, pergunte antes qual a visão de futuro deles. Seus amigos também devem contar com sua ajuda. Quanto mais você der aos outros, mais voltará para você. Confie em mim. É assim que o universo funciona. Dê e você receberá.

Explore seu *network* profissional

Assim como há treinadores profissionais nos campos de golfe, existem diversos outros a seu redor. Aqueles a que me refiro são professores, consultores, colegas, chefes – antigos e atuais.

Os profissionais aos quais você tem acesso dependem do estágio da vida em que está. Se for recém-formado, manter contato com os professores é uma estratégia inteligente. Se estiver na carreira há mais tempo ou administrando o próprio negócio, contatar antigos chefes, colegas e clientes é imprescindível.

Para estudantes ou recém-formados, existem professores, reitores, assistentes ou orientadores que você conhece da

faculdade ou da pós-graduação. Se ainda estiver estudando, o momento de iniciar esses contatos é agora. Marque horários para encontrar seus professores. Compartilhe sua visão e seu *outdoor* pessoal. Cause boa impressão neles e a maioria vai querer apoiar você em sua missão. Pergunte-lhes sobre suas experiências de vida na área. Alguns podem ter feito uma carreira antes de entrar para a vida acadêmica. Saiba o que mais recomendam que você faça para aprofundar sua visão. Descubra quem eles conhecem que poderia lhe fornecer orientação e aconselhamento. A maioria vai ficar lisonjeada por ter sido procurada. Esse é o tipo de conversa que torna o ensino deles ainda mais interessante.

Os professores podem ser ótima fonte de estágios, contatos e conselhos. Se você ainda está na escola ou se formou recentemente, aproveite a oportunidade para que os profissionais acadêmicos o ajudem a elaborar sua comitiva. Não deixe de manter contato com eles depois de se elaborar. Mantenha-os sempre atualizados quanto ao seu progresso e pergunte-lhes se há algo que possa fazer por eles. Talvez o convidem para falar em uma de suas aulas.

Jane Applegate, escritora, especialista em pequenos negócios e presidente do Applegate Group, empresa de produção multimídia, diz que sua carreira de jornalista começou quando um professor inscreveu seu trabalho em um concurso nacional de jornalismo, que ela venceu. O prêmio a levou ao primeiro emprego como jornalista. Esse professor disse a ela, um dia: “Se você parar de conversar e prestar atenção, poderá vir a ser uma excelente jornalista”.

Para aqueles que já estão trabalhando na área, ou mudando para outra: vocês descobrirão que muitos treinadores

profissionais estão no ambiente de trabalho. Podem ser seu chefe, seu ex-chefe, o chefe de seu chefe ou um colega com quem você fez uma boa parceria.

Maneiras de aplicar o *Link-se* no trabalho

1. Faça contato com pelo menos duas pessoas no trabalho com quem você tenha afinidade pessoal, convidando-as para almoçar ou se encontrar após o expediente para tomar um café ou uma cerveja. Se houver outras pessoas que você respeite, convide-as, também.
2. Mantenha uma conversa positiva. Muitos colegas de trabalho se reúnem para reclamar ou desabafar sobre suas funções ou sobre a empresa, mas esse não é um uso produtivo para seu tempo. Em vez disso, fale sobre sua visão, pergunte-lhes sobre suas aspirações e combinem de apoiarem-se uns aos outros na concretização de suas metas.
3. Identifique pessoas que você admire na empresa, em cargos mais elevados, aproximando-se delas. Diga que gostaria de conhecê-las melhor e aprender com elas, para que possa exercer melhor sua função. A maioria delas ficará lisonjeada e reservará um tempo para se encontrar com você. Use as táticas apresentadas no livro para atraí-las para sua comitiva.

4. Identifique algumas associações das quais você poderia fazer parte, que possam lhe auxiliar em sua função e ajudar a expandir sua comitiva. Por exemplo, se você trabalha na área de recursos humanos, existem várias associações para escolher, como a Associação Brasileira de Recursos Humanos (ABRH). Se estiver no ramo do varejo, entre para a associação comercial de sua categoria específica e também para a câmara de comércio local. Se for da área de vendas ou desenvolvimento de negócios, procure uma entidade regional ou nacional que possa lhe ajudar a formar sua comitiva, para ter acesso a oportunidades e indicações na área. Sua empresa poderá até pagar pelas taxas de associação ou inscrições em eventos, se você a convencer de que a adesão pode aumentar sua eficiência no trabalho.

Trabalhar até mais tarde é uma atitude inteligente. É um bom momento para "mostrar a cara" e fazer contato com as pessoas influentes que ainda estão trabalhando em suas mesas ou conversando após o expediente. Apresente-se. Diga-lhes o que anda fazendo e qual é a sua visão. Depois da apresentação, na próxima ocasião em que os vir, poderá marcar um encontro para pedir seus conselhos.

Pense também nas pessoas para as quais você já trabalhou, ao longo dos anos. Que competências tinham com as quais você possa aprender alguma coisa? Quem possuía ótimas relações em sua área de interesse ou uma lista de contatos que o deixaria de queixo caído?

Depois que tiver consolidado suas relações em uma empresa, o segredo é manter contato com os escolhidos, inclusive depois que a deixar. E, sim, isso inclui colegas que saíram de repente ou que foram demitidos.

Nunca é tarde para retomar contato com ex-chefes, desde que sua saída tenha sido amigável. Em definitivo: mantenha contato com os colegas que você respeita. Adoro ter notícias de meus ex-funcionários. Quero saber como estão indo e fico feliz em ajudá-los com conselhos e indicações.

A maioria dos empregadores gosta de retomar contato – a menos que você os tenha deixado na mão. Ainda assim, algumas pessoas têm memória curta. Não faz mal voltar atrás, se você sabe que fez um bom trabalho enquanto estava no emprego. Durante bom tempo, costumava encontrar minha ex-chefe, que tinha uma agência de relações públicas, para almoçar, quase todo ano. Muitos anos depois de ter saído para fundar minha empresa, ela me perguntou se estava interessada em comprar a dela, pois estava pensando em se aposentar.

Expanda sua comitiva: no avião, no trem e na fila de espera

Se você olhar ao redor, existe gente interessante por toda parte – pessoas que podem intermediar contatos e que poderiam fazer parte de sua comitiva.

Uma de minhas ocasiões favoritas para conhecer pessoas é quando estou viajando. Às vezes, não tenho vontade de falar com ninguém. Só quero me esparramar no assento

do avião, ou do trem, e me concentrar em meu trabalho ou ler um bom livro. Não estou a fim de conversa, nem de interrupções. Outras vezes nem estou prestando atenção ao que acontece ao redor, mas acabo fazendo um comentário sobre as condições da viagem ou algum incidente que acabou de ocorrer e, antes que perceba, já estou tendo uma conversa com uma pessoa a meu lado. Quando isso se dá, nunca se sabe o rumo que pode tomar. Às vezes, pode levar a coisas interessantes. Em duas ocasiões distintas, propiciou-me conhecer uma moça e um rapaz, ambos na faixa dos 20 anos, que passaram a fazer parte de minha comitiva, e vice-versa.

Conheci Adrienne em uma fila, de manhã cedinho, sob uma chuva torrencial, esperando um ônibus para Washington. A fila em que nos encontrávamos era enorme e eu estava procurando meu guarda-chuva. Ela se ofereceu para dividir o dela comigo. Parecíamos dois trapos molhados, mas isso não nos impediu de descobrir aonde queríamos chegar e o motivo. O ônibus estava lotado e nos sentamos uma ao lado da outra. Estávamos exaustas e ensopadas – o que pode oferecer uma excelente oportunidade para a camaradagem. Na verdade, quanto mais desconfortável, melhor para consolidar uma relação. Ela passou a maior parte da viagem dormindo, enquanto trabalhei, mas quando faltavam cerca de trinta minutos para chegar ao destino, ela acordou e mergulhamos em uma conversa profunda, que levou ao contato que temos. Isso foi há dois anos e, desde então, ela já se mudou de Nova York para Los Angeles, e de lá para San Francisco. Depois de encontrá-la em Nova York várias vezes, continuamos trocando e-mails e telefonemas. Quando a conheci, ela estava em uma situação terrível no emprego e, durante algum tempo,

ficou sem saber o que fazer. Pediu meu conselho, que dei, com prazer. Em Los Angeles, ela abriu a empresa sobre a qual havíamos discutido. Em San Francisco, montou outro negócio – agora tem dois. Continuo lhe dando conselhos sobre os negócios e ela me ajuda com as palestras para formandos.

Buchi se sentou a meu lado, com educação, em um trem lotado que partia de Washington. Embora não tenha ficado no trem mais de 25 minutos – ele desceu no Aeroporto BWI, em Maryland – a rápida conversa que tivemos esclareceu quem éramos nós e o que fazíamos. Ele havia se formado um pouco antes na faculdade e tinha um cargo interessante no Congresso, mas queria abrir o próprio negócio. Trocamos cartões de visita e lhe disse para entrar em contato comigo. Tive notícias dele poucas semanas depois, dizendo apenas "olá" por e-mail. Desde então, ele já me indicou para uma palestra e pediu para que desse conselhos a uma amiga, que estava criando um site para mulheres de negócios. Dei-lhe indicações sobre algumas coisas que está buscando. É um rapaz formidável e fico feliz em fazer isso. Compreende com clareza que nem tudo se resume a ele. Estar em uma comitiva não é uma via de mão única. E, sim, os jovens podem recomendar adultos experientes. A idade ou o cargo não importam.

Portanto, esqueça todas as barreiras que já o impediram de conversar com as pessoas e vá à luta. A pior coisa que pode acontecer é aquela de quem você se aproxima não querer conversar. Nesse caso, recue, mas, se você se aproximar com educação e respeito, é provável que elas não se importem de bater um papinho e ali se iniciar um grande relacionamento, como Adrienne e Buchi fizeram comigo.

Faça parte de sua comunidade

Participar de instituições de caridade, associações profissionais ou grupos que compartilhem um estilo de vida parecido com o seu abre portas para conhecer pessoas novas, que podem fazer parte de sua comitiva. Uma forte conexão surge entre as pessoas que têm interesse e propósito comuns. Você as conhece de forma mais amistosa, sem a pressão de fazer negócios juntos. Isso pode criar uma relação verdadeira.

Hiroko Tatebe, antes de fundar a GOLD (Global Organization for Leadership and Diversity), foi diretora, vice-presidente-executiva e tesoureira do Dai-Ichi Kangyo Bank, em Los Angeles. Até alcançar essa posição de prestígio, ela foi assistente da vice-presidência e tinha pouca noção de como ser promovida. Na época, havia no banco poucas mulheres no seu nível, e nenhuma nos níveis mais elevados, portanto não podia sequer buscar uma mentora. Ela esperava que, entrando para associações empresariais, pudesse aprender o que precisava para chegar à função atual. Entrando para associações como a Financial Women International e a Women in Business, ela conheceu executivas de outras entidades, que eram diretoras e vice-presidentes da própria empresa. Muitas delas se tornaram suas mentoras, compartilhando experiências e oferecendo-lhes conselhos. Ela atribui a essas relações, bem como à constante especialização, sua ascensão no banco. Quando decidiu fundar a GOLD, que se dedica a criar uma ponte entre o Japão e os Estados Unidos e ajudar as executivas japonesas a progredir em sua condição, foi sua comitiva cada vez maior que a colocou em contato com quem precisava conhecer, para criar e expandir a organização. Seu

ativismo em associações – e as relações daí resultantes – foram o segredo para suas realizações.

Comece a expandir seus contatos ao esforço comunitário

1. Envolva um amigo ou colega no processo do *Link-se*. Não apenas será mais divertido, como vocês também poderão incentivar um ao outro, manter-se motivados e compartilhar recursos, eventos etc. Procurem verificar, uma vez por semana, como estão indo e trocar ideias, a partir do livro, para continuar expandindo seus contatos.
2. Escolha um dia da semana para frequentar reuniões de associações, *workshops* ou eventos de *networking*. Esse dia pode variar de uma semana para outra, mas procure dedicar um dia para fazer novos contatos. Após pegar o jeito, acrescente outro dia, para expandi-los.
3. Se você se sentir pouco à vontade para, sozinho, frequentar eventos, chame alguém conhecido. Combinem de ir juntos, mas uma vez lá, aja por si. Respire fundo e se apresente aos outros; use as ferramentas de comunicação mostradas no livro. Se no evento você conhecer alguém que seja adequado para seu colega, apresente-os. Ele deve ter essa atitude também.
4. Se o dinheiro estiver curto, invista para se tornar membro de ao menos uma associação, de modo oficial. Além disso, reserve uma quantia mensal para participar de eventos importantes, em que você possa

conhecer potenciais participantes de sua comitiva. Se puder investir mais, inscreva-se em dois grupos, ou em uma associação e uma entidade sem fins lucrativos. Se o grupo for beneficiar sua eficiência no trabalho, talvez sua empresa esteja disposta a pagar para que você entre para a associação e/ou frequente os eventos.

As melhores coisas na minha carreira aconteceram quando comecei a expandir os contatos à comunidade. Ao longo dos anos, tornei-me membro e fiz parte da diretoria do Fashion Group International, da Fundação Companhia de Dança José Limón, do conselho consultivo da Small Business Administration (SBA), da Associação Nacional de Mulheres Empresárias (NAWBO) e de muitos outros. Aprendi depressa que pagar taxas de inscrição ou frequentar eventos era apenas o primeiro passo para construir relacionamentos. Usava aqueles momentos para *networking*, trocando conversas breves e cartões de visitas, como de costume. Quando dei o segundo passo e me ofereci para fazer parte de um comitê, os benefícios foram imensuráveis.

Quando você entra para uma associação profissional ou instituição de caridade, a primeira coisa de que se deve lembrar é: quanto mais você se envolve, mais se beneficia. Quanto mais contribui, mais valor recebe e sua comitiva cresce. Veja como começar:

- Conheça os presidentes dos comitês. Descubra o que fazem, o que seus comitês realizam e como o desempenho da entidade é avaliado.

- Informe a eles que está interessado em fazer parte de um comitê, no qual suas habilidades melhor se encaixem, para poder ter um bom desempenho.
- Comece a entrar em ação depressa, como faria em um novo emprego. A maioria das associações atua de maneira mais informal do que as empresas e é formada por voluntários, que possuem empregos fixos. Deixe que as pessoas o vejam em ação, trazendo resultados – elas ficarão impressionadas.
- Reserve um tempo, após as reuniões, para conhecer o presidente e os outros membros do comitê. Encontrem-se para almoçar, tomar um café ou um drinque, em algum local agradável. Falem sobre assuntos semelhantes aos sugeridos no item "Converse com sua família", no início deste capítulo.
- Cultive o relacionamento quando conhecer alguém e perceber que gosta e quer manter contato com a pessoa. Ela talvez faça parte de sua comitiva.

Para construir relacionamentos, as pessoas precisam conhecer você, vê-lo em ação e ouvir suas ideias. Em um comitê, as pessoas aprendem depressa quem é você e quanto está comprometido para obter resultados, enquanto observam e interagem. Na minha experiência, essa é a melhor maneira de aumentar sua comitiva. Enquanto assume novas responsabilidades, você aprende e tem acesso às pessoas dos níveis superiores. Você está conhecendo pessoas e elas o descobrindo, de forma totalmente nova.

São os encontros ao vivo que de fato contam. Não se acanhe para convidar seus colegas, membros do comitê, para

comer alguma coisa ou tomar um café, depois da reunião, e discutir melhor os projetos em que estão trabalhando. É aí que tudo começa. Em situações frente a frente, você pode compartilhar sua visão, aprender tudo sobre eles, fazendo perguntas, e levar o relacionamento a um nível mais profundo. É assim que você vai saber se eles farão parte de sua comitiva. Os relacionamentos surgidos em associações podem abrir portas para o desenvolvimento de negócios, conselhos, indicações e empregos.

Quando abri minha empresa de marketing integrado no final dos anos 1980, a primeira associação para a qual entrei foi o Clube de Propaganda de Nova York. Inscrevi-me para fazer parte do comitê de programação, por causa de minha experiência com eventos especiais. Além disso, havia descoberto que o comitê era responsável pelos programas mensais e selecionava palestrantes da área. Era uma excelente maneira de demonstrar minha eficiência, apoiar a profissão e fazer contato com líderes do setor. Embora não fosse a intenção, na época, minha participação ativa acabou sendo fundamental para atrair diversas contas consideráveis para minha agência e construir uma reputação expressiva.

Quando minha agência começou a trabalhar com mais contas do ramo de moda e beleza, entrei para o Fashion Group International (FGI). Para minha grande surpresa, lá fiz alguns de meus melhores contatos e amigos. Muitas das pessoas que conheci no comitê de programação se tornaram, e ainda são, parte de minha comitiva. Conheci Edie Weiner, uma das principais futurólogas dos Estados Unidos, e Ann Stock, que na época era vice-presidente de Marketing da Bloomindale's. Nesses vinte anos, desde que conheci Edie, no

Fashion Group, ela tem sido fonte constante de conhecimentos, descobertas, conselhos e, o que é melhor, de amizade. Depois que participei da fundação do Women's Leadership Exchange, em 2002, pude compartilhar a brilhante visão de Edie sobre como expandir um negócio, ao vê-la conduzir diversas conferências. Ann Stock se tornou Secretária Social da Casa Branca, trabalhando com Hillary Clinton, e chefia a pasta de Educação e Cultura do Departamento de Estado norte-americano, atualmente. A influência de Ann acabou fazendo com que me envolvesse no Fórum de Liderança Feminina, um grupo político para líderes, ligadas ao Partido Democrático dos Estados Unidos. Graças a meu ativismo, fui indicada para a presidência do grupo do estado de Nova York. Assumi a responsabilidade de organizar eventos para candidatas, angariar fundos e ser representante de mídia. Uma de minhas maiores honras foi a de apresentar a primeira-dama, Hillary Clinton, e a segunda-dama, Tipper Gore, a uma sala repleta de correligionários. As relações prosperaram.

De forma simultânea, expandi os contatos a outras organizações comunitárias, entrando para a Associação Nacional de Mulheres Empresárias (NAWBO). Conhecer outras mulheres, com mais experiência do que tinha para administrar negócios, foi formidável. Depois de participar de vários comitês, tornei-me presidente da divisão da NAWBO, em Nova York. Meus dez anos de atuação na entidade envolveram viagens para várias conferências nacionais pelos Estados Unidos. Ao longo de vários anos, minha comitiva se expandiu por todo o país. Tinha estreito relacionamento com mulheres de Chicago, Atlanta, Dallas, Los Angeles e Phoenix. Na época, não percebi que isso depois teria profundo efeito

em minha capacidade de projetar o Women's Leadership Exchange (WLE) em caráter nacional. Minha comitiva ganhou âmbito nacional. Graças a ela, realizei, em conjunto com a cofundadora, Andrea March, conferências assistidas por mais de quinhentas mulheres, em cada uma das cinco principais regiões, no primeiro ano. O WLE jamais teria tanto sucesso em seu lançamento sem os conselhos e o apoio de minha comitiva.

Nunca subestime os resultados que podem ser colhidos quando compartilha sua visão com sua comitiva.

É evidente que a questão não se resume a mim. Nem a você. A questão é se doar com generosidade, de forma direta ou indireta, à comitiva. Doei meu tempo, energia e experiência a muitas associações, bem como às pessoas que faziam parte daquelas comunidades. Fui recompensada por indivíduos que acreditaram em mim e retribuíram o apoio, ajudando-me a concretizar a visão que formei. Ela se tornou a visão deles também. Jamais poderia ter tido a vida plena e produtiva que tive sem minha comitiva. Ela continua crescendo, à medida que persigo novas ideias e continuo a reinventar a carreira, renovando minha visão de futuro.

Ao se envolver com sua comunidade, pense em entidades que lhe permitam aprender, fazer contatos e contribuições. Você deseja fazer parte de um grupo em que haja necessidade de seus conhecimentos ou de sua energia. Procure locais cujos membros sejam de sua área ou afins, ou uma entidade sem fins lucrativos que sirva a uma causa de seu interesse. Encontrar pessoas que têm opiniões parecidas pode ser a base para construir um relacionamento. Para encontrar essas entidades, pesquise na internet ou em mídias

locais. Câmaras de comércio, igrejas, sinagogas ou o governo local podem fornecer informações de contato sobre todas as entidades de sua região.

Há um provérbio africano que diz: “É preciso toda uma aldeia para educar uma criança”. Proponho ampliarmos o provérbio para: “É preciso toda uma aldeia para atingir objetivos”. Isso inclui atingir os próprios objetivos e também os da comunidade. Ninguém consegue fazer isso sozinho. Todos ganham quando nos relacionamos com a comunidade.

Forme sua comitiva expandindo seus contatos à família, aos amigos, aos profissionais e à comunidade. Ter uma comitiva faz com que tudo seja possível.

FIQUE LIGADO: Cinco táticas para aumentar sua comitiva mais depressa

1. Preocupe-se em ser amistoso no trabalho, quando estiver viajando ou sair pelo mundo com ou sem seus amigos e a família. Procure puxar assunto com as pessoas que encontrar. Disponha-se a conversar com qualquer um, sem julgamento. Compartilhe sua visão, mantendo-se aberto a novas possibilidades e contatos.
2. Pense nas pessoas com quem você tem contato, incluindo conhecidos e colegas de trabalho – em especial aqueles em cargos mais elevados – que gostaria de conhecer melhor e faça uma lista com os nomes em seu diário. Convide-as para almoçar ou tomar um café.
3. Pesquise e faça uma lista com instituições de sua área ou afins, além de entidades sem fins lucrativos que sejam de seu interesse.
4. Encontre suas filiais locais, junto com informações de contatos e uma lista dos próximos eventos e reuniões, programando-se para comparecer a vários deles.
5. Organize um encontro para *networking* com pessoas que você admire, em sua casa ou em um bar favorito. Faça com que cada uma se apresente e compartilhe o que é importante para ela ou sua visão de sucesso. Use isso como um ponto de partida para conhecer as que gostaria que fizessem parte de sua comitiva.

Capítulo 4

Comunicação 2.0

Você pode fazer mais amigos em dois meses, interessando-se pelos outros, do que em dois anos, tentando fazer com que os outros se interessem por você.

— Dale Carnegie

Se lhe dissesse: "Nunca mais você terá que ir a um evento de *networking*", ficaria feliz?

A maioria das pessoas responderia com um sonoro "sim" e daria um suspiro de alívio. Quem respondesse: "Não, não ficaria feliz. Gosto de ir a eventos de *networking*", faria parte de uma minoria, sem dúvida.

A maior parte delas vai a um evento de *networking* com os cantos da boca caídos. Assim que entram na sala, o sorriso aparece como se alguém apertasse um botão. Estão representando. Quase conseguem se convencer de que querem estar lá. Todos nós vamos, pois achamos que é a única maneira de fazer contatos.

A esta altura você já deve ter percebido que há muitos lugares em que pode ir para encontrar sua comitiva, além dos eventos de *networking* tradicionais. Embora estes não estejam no topo de minha lista de prioridades para formar uma comitiva, se você gosta de frequentá-los, eles podem ser úteis para o *Link-se,* desde que use a estratégia correta.

Entre os que aprenderam a gostar de eventos de *networking,* sou um deles. (E costumava detestá-los.) Como aprendi a fazer isso? Em primeiro lugar, frequento mais aqueles realizados pelas associações e entidades às quais sou filiada, e menos os independentes. Quando vou a um promovido por uma associação, fico mais à vontade, porque conheço várias pessoas lá, em função de meu envolvimento pessoal. No caso dos não filiados, uso a estratégia do *Link-se.* Participo com expectativas mínimas e me comporto de forma diferente.

O presente capítulo vai lhe ensinar a utilizar, de forma mais eficaz, o tempo gasto nos eventos. Você não vai fazer *networking* à moda antiga, trocando cartões de visita, mas encontrar pessoas com a finalidade de iniciar relacionamentos que o ajudarão a aumentar sua comitiva.

A estratégia funciona tanto para quem detesta fazer *networking* como para quem ama. Se você não gostar, pode fazer com bem menos frequência. Se gostar, vai se adaptar com facilidade ao novo estilo do *Link-se.* Ao construir relacionamentos – está-se construindo uma comitiva. Deixa-se de lado a corrida para juntar o máximo possível de cartões de visita. Ao contrário, o objetivo passa a ser o de encontrar duas ou três pessoas que você gostaria de conhecer melhor.

A questão não é você

O que considera um *networking* bem-sucedido? Durante um evento desses, você faz o estilo supersônico, atrapalhado ou egocêntrico?

Os supersônicos entram em uma sala com a meta de conquistar de dez a vinte potenciais clientes. Cercam as pessoas que identificam como alvos e lhes dizem quanto seu negócio é incrível. Acreditam ser o centro do universo e acham que todos deveriam estar interessados no que têm a dizer. Se o outro não demonstra isso, saem a jato, sem demonstrar o mínimo interesse pelo alvo.

Aí vêm os atrapalhados, que preferiam nem estar lá, esperando com timidez que os outros se aproximem deles. Às vezes, obrigam-se a ir até as pessoas e iniciar um blá-blá-blá sobre coisa nenhuma, embora não olhem nos olhos de ninguém. São totalmente voltados para si e distribuem cartões de visita a qualquer um que passar pela frente. O atrapalhado favorito dos Estados Unidos, Woody Allen, disse uma coisa certa ao afirmar que: "80% do sucesso consiste em aparecer". Se você fica no escritório ou mexendo no celular o tempo todo, não está aparecendo. Obrigado, Woody, pelo bom conselho. Entretanto, quando resolver aparecer, não faça com que os outros desejem o contrário, agindo de modo atrapalhado.

Por último, chegam os tipos egocêntricos. Eles tendem a ficar o tempo todo falando de si mesmos e nunca perguntam qual a ocupação do outro, como se sente ou o que pensa. Quando finalmente se consegue uma chance de entrar na conversa, já se percebe que os olhos à frente estão percorrendo a sala à procura de outra pessoa com quem falar. Ou,

então, interrompem o interlocutor, para fazer mais alguns comentários antes que se tenha terminado de expressar um pensamento. A maioria dos eventos de *networking* tem sua cota de participantes egocêntricos, o que, muitas vezes, é o motivo pelo qual as pessoas os detestam. Um tipo de conversa assim, inexistente, é constrangedor, desagradável e, em definitivo, uma perda de tempo.

Se alguma das personalidades que narrei serviu para descrever você, preste muita atenção neste capítulo, em especial. Talvez você reconheça alguns desses problemas. Se for o caso, é hora de abrir os ouvidos!

No mundo dos contatos, a questão não é você, em absoluto. Não importa se você conheceu as pessoas em um evento de *networking*, em uma associação ou reunião de um conselho, ou se foi apresentado por alguém de sua comitiva. Você precisa fazer com que o outro seja a estrela da festa. Sua função é deixar que se sintam importantes. O outro é o rei da conversa e você está lá apenas para servi-lo.

Se pararmos para pensar, quem não quer se sentir importante? Ficamos lisonjeados quando somos tratados como lordes. Você não adora quando alguém vem recebê-lo e lhe faz um monte de perguntas a seu respeito? Ou quando lhe dão a maior atenção e ouvem cada palavra que você diz? Quando os outros são atenciosos, você não fica mais disposto a gostar deles e a conhecê-los melhor? É claro que fica.

“Quando a conversa gira em torno de você, os outros podem achá-lo inteligente”, diz Andrew Sobel, autor de *Perguntas poderosas*, “mas você não ganhará a confiança deles. Não aprenderá nada sobre eles. Desperdiçará a chance de iniciar um relacionamento rico e duradouro”, acrescenta.

Quantas pessoas você precisa conhecer?

Talvez a resposta o surpreenda.

Muitas pessoas avaliam o sucesso de um evento de *networking* pelo número de cartões de visita trocados – ou seja, quanto mais, melhor. Para ser bem franca, os únicos que se beneficiam de tanta troca são os fabricantes de papel e as gráficas.

O verdadeiro sucesso do *networking* é descobrir algumas pessoas com as quais você de fato estabelece um contato. Pode ser uma, podem ser duas ou três pessoas. De que adianta conhecer uma porção de gente, se você não tem tempo de se comunicar com elas? O que determina o sucesso é o número de encontros que vocês marcam depois e como se relacionam no segundo encontro. Será um grande sucesso se vocês encontrarem maneiras de se ajudar nos negócios, na carreira, ou até na vida pessoal. Por exemplo, você pode conhecer alguém que mora em seu bairro e com quem possa dividir caronas. Ou encontrar alguém que adore correr e esteja procurando companhia. Talvez vocês possam combinar um objetivo pessoal com outro profissional.

Susan Penfield, vice-presidente sênior da Booz Allen Hamilton, conta como conseguiu um enorme contrato com uma agência do governo, por meio de forte relacionamento pessoal com o responsável pela decisão. Como parte do processo de conhecer melhor alguém, Susan dividiu seu trabalho com a Children's Inn, um lar onde crianças doentes vivem com suas famílias como se estivessem em casa. Susan se empenhou a fundo na perspectiva de que equipes corporativas pudessem fazer a diferença na vida daquelas crianças

em situação de risco e suas famílias, preparando jantares e oferecendo apoio. Seu potencial cliente enxergou nisso uma grande oportunidade para formar equipes e levantar os ânimos, e ficou ansioso para colocá-la em prática, o que se transformou em contato pessoal e profissional de mútuo benefício. A Booz Allen fechou o negócio e a relação de Susan com seu cliente tornou-se longa.

Sucesso é criar uma conexão em algum campo da vida de ambos, que faça com que os dois queiram manter contato. À medida que continuarem se conhecendo, talvez descubram que podem ser úteis de forma simultânea e de múltiplas maneiras e que cada um poderá se tornar um membro importante da comitiva do outro.

Como iniciar contato com alguém que lhe foi indicado

1. De início, peça ao membro de sua comitiva para responder às seguintes perguntas sobre a pessoa que ele está indicando:
   - Que relação possui com ela?
   - Como você acha que podemos ajudar um ao outro?
   - Você se importaria de fazer uma apresentação por e-mail?
2. Antes de enviar uma mensagem, para iniciar o contato, pesquise sobre a pessoa na internet. Faça uma

busca no Google e consulte também o LinkedIn, o Facebook e o Twitter. Antes de um encontro ou de se falarem ao telefone, faça uma pesquisa extensa e procure coisas em comum que possa mencionar na conversa.

3. Depois que tiver sido apresentado, envie logo um e-mail simpático e peça para marcar um encontro ou trocar um telefonema. Sugira datas ou horários para isso.
4. Se você sabe que a pessoa é muito ocupada, dê-lhe sempre a opção de fazer contato por telefone. Depois dessa conversa, se tiver mais assuntos para discutir, pode então sugerir que se encontrem. Disponha-se a ir até ela, para facilitar.
5. Refira-se sempre ao membro de sua comitiva, no e-mail que enviar, declarando quanto você tem consideração e respeita suas indicações, valiosas para os dois lados.
6. Depois de marcar uma reunião ou um telefonema, agradeça a quem o indicou.
7. Mantenha sua comitiva informada sobre o progresso e os resultados da indicação.

Regras da atração

Para atrair pessoas para a comitiva, existem certas regras a fim de tornar o caminho mais fácil. Embora sejam mais aplicadas

para quando você se sentar, frente a frente, com um membro em potencial, também o serão para quando conhecer alguém em um evento ou conversar com ele por telefone. Elas o ajudarão a construir contatos que levarão a uma comitiva cada vez maior, o que o auxiliará a realizar seus objetivos, enquanto também poderá favorecer os outros.

1. *Primeiro encontro* – Apresente-se de forma sucinta com uma versão um pouco ampliada de seu *outdoor* pessoal (Capítulo 2). Em seguida, declare que está interessado em ouvir mais sobre a pessoa. Diga, por exemplo: "Chega de falar de mim. Estou interessado é em ouvir o que você tem a dizer".

2. *Escute com os olhos* – Alguns acreditam que falar bem é a habilidade de comunicação mais importante. Discordo. Acredito que escutar é ainda mais crucial. Conceda ao potencial membro de sua comitiva 100% de atenção. Fite-o bem em seus olhos e assimile cada palavra. Se você é como a maioria das pessoas, isso não deve ser muito espontâneo. Talvez tenha de praticar o ato de escutar com sua mãe, sua esposa, seu marido ou seu irmão. Em situações da vida real, em especial se estiver tendo uma conversa interessante, você pode se flagrar segurando na ponta de uma cadeira, impaciente para entrar no assunto. Contenha-se. Não interrompa. Pare de pensar no que vai dizer em seguida. Quando se está pensando no próximo comentário, deixa-se de ouvir o que a pessoa está dizendo. Quando se escuta com os olhos e se mantém a concentração no que está sendo dito, apreende-se tudo melhor. Depois você pode responder de forma mais inteligente, com mais empatia, e estabelecer um contato real com o outro, em um nível mais profundo. Depois de ter ouvido em alto e bom som, as palavras que saírem de sua boca

vão lhe permitir se relacionar de verdade com o outro. Construir um relacionamento é isso.

3. *Perguntas que valem um milhão* – Inicie a conversa e o relacionamento fazendo perguntas atenciosas. Você pode conseguir isso sem transformar seu encontro em um programa de auditório. Questionar bem pode lhe proporcionar um contato mais pessoal, dando à relação um diferencial inegável. Claro, falar de si é mais fácil, mas muitas vezes menos eficaz para construir um relacionamento. Fazer perguntas prova que você tem interesse sincero pelo outro, e quem não fica lisonjeado com isso? Antes de chegar à reunião, planeje que perguntas quer fazer – e as respostas devem ser livres, para que seu acompanhante tenha bastante coisa a dizer. Eis uma boa questão, recomendada por Andrew Sobel e Jerold Panas, em *Perguntas poderosas:* "Por que você resolveu trabalhar nisso?". Outra pode ser: "O que o deixa mais empolgado em relação ao futuro de seu negócio?". As duas revelam os motivos pelos quais alguém é apaixonado pelo que faz. Ao ouvir as respostas, é provável que você faça alguns comentários perspicazes e a conversa passará a fluir.

4. *Compartilhe sua visão* – Quando for a sua vez de falar, expresse sua visão e o que torna você ou seu negócio únicos. Não há problema em compartilhar suas realizações e seus desafios, quando for oportuno. Não se vanglorie demais, mas também não se menospreze. Sinta orgulho do que você já realizou e expresse isso. Conversar frente a frente, em torno de uma mesa, é uma boa oportunidade de compartilhar seus desafios, pedir conselhos, perguntar que pessoas seu acompanhante conhece que poderiam lhe ajudar etc. Como lhe foi dada toda a atenção, o mais esperado é que também faça

isso por você. Lembre-se de não se estender demais. Você está falando com alguém ocupado e importante. Procure saber de quanto tempo dispõe para a conversa, para que ele não se sinta constrangido em ter de interromper. Respeite o tempo dos outros e eles respeitarão o seu.

5. *Peça conselhos* – Se você está oferecendo um negócio ou procurando um emprego, nunca diga que é por isso que deseja a reunião. Sua melhor chance de consegui-la é lhe dizendo que você valoriza seus conselhos. É evidente que você quer um emprego ou um novo cliente, mas a oportunidade passa por atraí-lo para sua comitiva. Você não apenas conseguirá informações valiosas, como – se seguir as regras da atração – será apresentado a potenciais contatos, que poderão lhe ajudar a atingir seus objetivos. A comitiva é uma fonte de apoio e de contatos para toda a vida. Lembre-se de que o outro é um dos planetas do seu sistema solar. Centenas de luas giram em torno dele. Alguma dessas luas pode saber de um emprego para você. Entretanto, você precisa começar construindo um forte relacionamento com sua comitiva. Depois ela lhe proporcionará uma indicação substanciosa.

6. *Crie uma relação de colaboração* – Quando ambos já tiverem compartilhado os pontos de vista, é hora de oferecer seu apoio. Ainda que você enxergue o outro sobre um pedestal, isso não quer dizer que não possa fazer algo por ele. Pense em si como um elo de contato. Quem você poderia apresentar que o beneficiaria ou o seu negócio? Se fizer perguntas suficientes e ouvir com atenção, você terá noção de como pode ajudar, apoiar ou fazer alguma indicação valiosa. Se não tiver, apenas pergunte: “Como posso ajudá-lo?” ou “Quem você gostaria de conhecer?”. Encerro quase todas as

conversas sobre negócios com uma dessas perguntas. Significa muito para o ouvinte. O simples oferecimento avança quilômetros rumo a uma relação de colaboração.

7. *Seja autêntico* – Quem é você e o que o torna único? Traga isso para seus contatos. Você gosta de contar piadas? Pois conte-as (embora seja melhor ficar longe de insinuações sexuais e coisas do tipo). Compartilhe suas atividades nos momentos de lazer. Você pode descobrir que seu acompanhante as aprecia também. Incentive-o a ser autêntico. Faça perguntas sobre o que ele faz, quando não está trabalhando. Talvez percebam que têm características em comum que podem tomar parte juntos. Se você achar bonito o sapato ou a bolsa de seu novo contato, diga isso a ele. Muitas mulheres de negócios se interessam por moda. A única categoria fora dos limites é a política. Vá devagar nesse ponto. Não presuma que conhece a visão política de seu contato. Pode ser uma área perigosa até que se conheçam bem e o relacionamento esteja sólido.

8. *Mantenha contato* – Nossas agendas estão cheias de nomes com os quais mantínhamos contato regular. O que aconteceu com eles? Mudaram-se para a Sibéria? Você se mudou? É possível que não. Apenas perderam contato. Então, como evitar isso com todas as pessoas interessantes que conhecemos? Afinal, temos de trabalhar. Aqui estão algumas ideias simples:

- Crie um *blog* e envie um *link* para as pessoas em sua lista.
- Coloque-as em contato com alguém que possa lhes trazer benefícios nos negócios ou em sua vida pessoal.

- Envie para elas um e-mail com um artigo que possam achar interessante.
- Convide-as para um café ou sugira bater um papo de quinze minutos por telefone, para colocar os assuntos em dia.
- Escreva uma lista de pessoas que você admira, tanto do passado como do presente. Faça um plano para se aproximar de algumas delas, toda semana. Use uma planilha para registrar os resultados. Você ficará surpreso com quanto elas ficarão felizes em ter notícias suas. Se não ficarem, não são indicadas para fazer parte de sua comitiva.

Um grande amigo me perguntou se conhecia alguém que trabalhasse com empresas familiares. Ele estava interessado em ampliar seu negócio e oferecer serviços para elas. Puxei pela memória e me lembrei de um contador cujo escritório tinha como alvo idêntico mercado. Tinha perdido contato com ele e não nos falávamos havia dez anos. Pesquisei sobre ele na internet e descobri que tinha vendido seu negócio e mudado para uma cidade vizinha. Possuía um ótimo relacionamento com ele e sua esposa, que era membro da NAWBO, mas, de algum modo, nossos caminhos seguiram rumos diferentes e perdemos o contato. Encontrei-o na internet e o procurei. Ele ficou muito feliz em ter notícias minhas, e combinamos de nos encontrar para jantar e retomar o contato. Ao nos atualizar sobre as famílias e as novas atividades, descobrimos que poderíamos nos ajudar outra vez. Além disso, coloquei-o em contato com meu amigo, que recebeu excelentes conselhos sobre empresas familiares. Voltamos a fazer parte de nossas comitivas.

9. *Pense em longo prazo* – Ao conhecer pessoas que poderiam fazer parte de sua comitiva, tenha em mente que construí-la é algo que não se consegue da noite para o dia. Se fosse fácil, como mandar um buquê com flores, todos fariam isso. A propósito, mandar flores para alguém de sua comitiva que o ajudar é uma boa ideia! As pessoas inteligentes e bem-sucedidas sabem que é a comitiva que lhes permite conhecer os contatos certos, na hora certa. Por isso, nunca param de acrescentar mais gente à comitiva. Daqui a um ano, você olhará para trás e lembrará que não havia quase ninguém em sua comitiva, que já terá doze ou, talvez, vinte pessoas nela, e que sua vida mudou para melhor por causa delas. Já imaginou como será no ano seguinte? Continue assim. O futuro é seu.

Ao seguir as regras da atração, você não apenas aumentará sua comitiva, como estará construindo sua marca pessoal e melhorando suas competências de liderança. Na verdade, essas são as regras que os líderes mais famosos e bem-sucedidos seguem para atrair pessoas para suas causas, empresas e visões.

Lembro-me que encontrei o presidente Bill Clinton, pela primeira vez, na Casa Branca, e que estávamos separados por uma corda. Sempre me lembrarei de como ele foi cativante e de quanto me fez sentir bem comigo. É claro, ele não precisava se apresentar para mim. Fiz isso, com muita celeridade, e com uma pergunta (regra 1). Ele me fitou bem nos olhos, respondeu, e me fez uma pergunta de volta (regras 2 e 3), fazendo-me sentir que minha opinião era importante para ele. Parecia tão interessado no que estava dizendo, escutando com os olhos, que nunca me esquecerei daquele momento. Ele jamais desviou o olhar ou me

apressou. Ouviu com atenção, como se fosse a única pessoa do mundo naquele instante, embora a sala estivesse repleta de pessoas esperando para encontrá-lo (regra 2). Se não estivesse diante de uma corda com uma centena e meia de pessoas atrás de mim, tenho certeza de que o presidente teria seguido as outras regras da atração, e de que teria feito o possível para segui-las, se me fosse permitido. Bill Clinton é conhecido por ser um líder carismático e excelente comunicador. Todos nós temos esse potencial. Quer se comunicar o melhor possível? Deixe seu carisma interior vir à tona adotando as regras da atração.

FIQUE LIGADO: Cinco táticas para fazer com que as pessoas queiram conhecer você melhor

1. Antes da reunião, prepare algumas perguntas que queira fazer a elas.
2. Sempre pergunte sobre elas antes de começar a falar de si mesmo.
3. Ouça com atenção cada palavra que disserem. Na verdade, recomendo até que tome algumas notas para ajudar a se lembrar do que ouviu.
4. Se comentarem que precisam de alguma coisa, pense de que modo você ou algum conhecido seu poderia ser útil, e se ofereça para fazer uma indicação. Se algo lhe ocorrer após a reunião, mencione isso no bilhete ou e-mail que enviar como *follow-up*.
5. Seja sincero com relação a si e não se esqueça de incluir sua visão na conversa. Se as conheceu há pouco, não peça nada antes de outro encontro. Se já oferecerem ajuda, aceite.

Capítulo 5

Regras de etiqueta da comitiva

As pessoas realmente grandes são, acima de tudo, cordiais, atenciosas e generosas – não apenas com algumas pessoas, em algumas circunstâncias – e sim com todo mundo, o tempo todo.

– **Thomas J. Watson,** fundador da IBM

Quando era pequena, minha mãe e minha avó me ensinavam boas maneiras. Elas diziam: "Leslie, as boas maneiras são as sutilezas da vida. Se você não as tiver, as pessoas não vão gostar de você". Isso me preocupava muito, porque eu queria que gostassem de mim. Então me esforcei bastante para aprendê-las.

Meu poema favorito sobre boas maneiras era "Os Goops".[2] Recitei-o para meu irmão e minha irmã, e depois para meus filhos, centenas de vezes.

Era mais ou menos assim:

2. Os Goops eram personagens de uma série de quadrinhos infantis do humorista norte-americano Frank Gelett Burgess, que ensinava boas maneiras às crianças. (N. T.)

> "Os Goops lambem os dedos,
> E lambem as facas também.
> Eles derramam sopa na toalha,
> Oh, que vida asquerosa eles têm!
> Os Goops falam de boca cheia,
> E fazem barulho na hora de comer.
> É por isso que estou tão feliz,
> Por não ser um Goop. E você?
>
> — Gelett Burgess

Apesar do impacto que o poema teve sobre mim na infância, e talvez sobre milhões de outras crianças, parece-me que existem muitos *Goops* pelo mundo, e que seu número cresce cada vez mais. Não estou falando só de pessoas com maus modos à mesa, mas de gente que desrespeita os outros e não pratica hábitos elementares e comuns de cortesia. Costumávamos chamar isso de educação. Hoje, de civilidade.

No mundo dos negócios e dos serviços profissionais, é o que chamamos de regras de etiqueta da comitiva. Se quiser que as pessoas o contratem, indiquem, digam coisas brilhantes a seu respeito, façam negócios com você e integrem sua comitiva, conscientize-se das atuais regras de civilidade, para não se tornar um *Goop* do século XXI.

Vivemos em um mundo acelerado. O e-mail e as mensagens de texto e de voz nos habituaram a usar atalhos para nos comunicar. No entanto, quando a velocidade nos faz desrespeitar as regras gerais da etiqueta na comunicação, podemos deixar uma má impressão. Tenha consciência do impacto de suas palavras, ou da falta delas, em seus contatos com os outros.

Neste capítulo, compartilharei algumas dicas que podem lhe parecer básicas. Se você já deixou de ser um *Goop* e é sempre amável e educado ao lidar com as pessoas, leia-o de relance. Se acha que há uma chance de sua etiqueta precisar de certo verniz, considere que algumas regras apresentadas agora poderão ser úteis ao passar por uma porta ou entrar em uma conversa. Muitas empresas de serviços financeiros incluem um *workshop* sobre etiqueta em seu treinamento para novos funcionários. Isso sugere que quase todos podem se beneficiar de um curso de "reciclagem" em etiqueta no mundo dos negócios, em especial os que pretendem construir relacionamentos duradouros.

1. Conquiste no primeiro instante – Ao conhecer alguém, aperte-lhe a mão *com firmeza*, olhe bem em seus olhos, sorria e diga: "Muito prazer em conhecê-lo". Essa é a primeira impressão – a dádiva que se multiplica. Toda vez que conhecemos e nos despedimos de alguém, temos a chance de passar uma primeira impressão. Entre a chegada e a partida, mostre à pessoa quanto está feliz em estar ali, falando com ela. E "escute com os olhos", conforme descrito no Capítulo 4 (nas regras da atração).

Quando tinha a empresa de marketing, antes de minha equipe sair em busca de uma nova conta, costumava dizer: "Estamos indo a uma festa. Vamos conhecer gente nova e nos divertir bastante". Funcionava. Deixava todos alegres. Isso eliminava a tensão da reunião e nossos potenciais clientes encontravam um grupo de pessoas que parecia adorar seu trabalho. Por natureza, somos atraídos pela energia positiva. Procure se encher de entusiasmo antes de ir conhecer alguém. Talvez você se sinta nervoso, mas não deixe que percebam

quanto está suando. As pessoas querem se relacionar, ajudar e trabalhar com quem elas gostam. E, de preferência, que sejam pessoas felizes e entusiasmadas.

2. Regras de etiqueta para follow-up – Depois da reunião, quando voltar para o computador ou celular, não se esqueça de enviar ao outro um rápido e-mail de agradecimento. Não espere mais de um dia para fazer isso. Escreva também um lembrete para fazer qualquer coisa que lhe tenha prometido, ou indicação que tenha oferecido, para não esquecer. Faço o possível para cuidar disso em até 48 horas, para que minha comitiva saiba que sou digna de confiança. Falaremos mais sobre confiança e prestação de contas no Capítulo 9.

3. Desligue seu celular – Enquanto estiver em uma reunião, incluindo ou não uma refeição ou café, desligue seu celular. A pessoa com quem você está é a mais importante do mundo enquanto estiverem juntos. Faça com que ela se sinta assim. Caso seja impreterível deixar ligado, por causa de um assunto que não possa esperar, coloque-o no modo vibratório... e não se atreva a atender, a menos que suspeite que quem lhe procura esteja em sérios apuros. Quando se está construindo um relacionamento, pior do que ser interrompido por um celular tocando é alguém atendê-lo e começar a conversar. Você pode acabar com um encontro promissor em apenas alguns segundos. Se fizer isso, será imperdoável. Se seu acompanhante fizer, perdoe. Lembre-se: é você quem está formando a sua comitiva, não ele.

4. Três tentativas e está fora – Se enviar um e-mail e não tiver retorno dentro de cinco dias, envie-o de novo. Dessa vez, coloque o nome da pessoa no campo do assunto

e acrescente "caso não tenha recebido meu e-mail". Em geral, isso chamará a atenção e ela responderá. Se isso não acontecer, envie o e-mail uma terceira vez, com idêntico assunto.

A maioria das pessoas interpreta a falta de retorno como "Não estou interessado". Em geral, isso não é verdade. Noventa por cento das vezes, a pessoa não recebeu ou não leu o e-mail pelas seguintes circunstâncias: ele foi parar em uma pasta de *spam*, a pessoa está viajando, a caixa postal está cheia ou ele se misturou com e-mails indesejados. Em 7% das vezes, ela somente não teve tempo de responder, depois ficou muito ocupada e acabou se esquecendo. Você ainda não está em sua lista de prioridades. Portanto, não leve para o lado pessoal. Em 3% das vezes, elas não estão interessadas. Como os que recebem e-mails querem manter contato em 97% das vezes, use a regra das três tentativas. Continue tentando até cair fora. A propósito, copie no e-mail aquele que o indicou ou apresentou à pessoa a quem está se dirigindo. Assim, saberão que você seguiu a recomendação deles. Se não conseguir uma resposta após três tentativas, eles poderão procurá-la em seu nome.

5. Diga "obrigado" três vezes – Não há nada mais importante do que dizer "obrigado" à comitiva por (1) falar com você em pessoa, ou por telefone, (2) dar-lhe conselhos e (3) fazer contato e lhe apresentar a alguém que possa ajudá-lo. Você pode perder com rapidez sua comitiva se não valorizar suas atitudes ou não demonstrar sua consideração. Há mais de uma maneira de expressar isso. Por exemplo, com um e-mail de agradecimento. Com ênfase, digo-lhe que o envie de imediato. Um bilhete escrito à mão é ainda melhor.

Na verdade, se houver alguma chance de seu e-mail cair em uma pasta de *spam*, você deve usar o correio e enviar um bilhete escrito à mão.

6. *Mantenha sua comitiva informada* – Se alguém lhe fez uma indicação, informe-o tão logo tenha marcado uma reunião. Dê um retorno depois, para informar o resultado da conversa. Quando seu contato lhe oferecer um conselho, não se esqueça de contar como se deu o encontro. Se você conseguir um emprego, um novo cliente, uma palestra etc., conte a ele e agradeça, ainda que tenha sido por meio de terceiros. Use todas as oportunidades de manter contato e de contar o que anda fazendo.

Segue uma história verídica...

Uma colega de faculdade me enviou o currículo de sua sobrinha, Jennifer, que tinha acabado de se formar em Direito, pedindo-me que ajudasse a arranjar um emprego para ela. Disse-lhe que sim, é claro. Enviei seu currículo para meu advogado e perguntei se ele lhe daria algum conselho para arranjar uma oportunidade. Seis semanas depois, ele me ligou, dizendo que a havia contratado. Fiquei feliz, mas surpresa. Jennifer não havia me ligado para contar que conseguira a vaga. Nunca mais tive notícias dela. Nenhum e-mail de agradecimento ou qualquer retorno. Nada. Eu poderia fazer parte de sua comitiva e apoiá-la durante toda sua carreira. Ela conseguiu um emprego com minha ajuda. Sem o seu agradecimento ou retorno, senti-me isolada dela e da situação.

7. *Prove que podem confiar em você* – Sempre faça o que você diz que vai fazer. E faça em uma semana, no máximo. Se não o fizer, ou não puder fazê-lo, informe e explique o motivo. Se quiser o apoio dos outros, precisa mostrar que

podem confiar em você. A confiança é a primeira qualidade que as pessoas buscam ao decidir contratar ou indicar alguém a um cliente. Ela é o grande critério de desempate. Quando tudo é equivalente em termos de talento e experiência, a confiança se torna o fator número um. Há muita gente experiente e esforçada, mas confiança é algo raro.

8. *Trate os outros como gostaria de ser tratado* – É conhecida como a "regra de ouro", há séculos. Embora possa parecer um pouco piegas, deveria ser óbvio para nós. Contudo, na pressa de fazer o máximo possível de coisas por dia, às vezes negligenciamos fazer aquilo que gostaríamos que os outros fizessem para nós. Termine seu dia se perguntando se você seguiu essa máxima. Isso pode evitar que você perca algumas relações e ajudá-lo a conquistar outras.

9. *Passe adiante* – Quanto mais você dá, mais recebe: é a regra implícita do universo. Seja generoso. Ao formar sua comitiva, procure maneiras de ajudar os outros, o tempo todo. Você receberá isso de volta. É sério. Você é o Sol do seu sistema solar, mantenha-o funcionando e em expansão, ajudando todos os planetas e as luas ao redor. Participe ativamente dos sistemas solares das outras pessoas. Seja um planeta – uma fonte de conselhos e indicações para os outros. Nós colhemos o que plantamos.

Na maioria dos países, a etiqueta é uma regra subentendida. Sem ela, não se faz nenhum negócio. No Japão, a norma é que uma reunião comece e termine na hora marcada, diferentemente dos Estados Unidos, onde elas, em geral, começam com atraso e terminam com outro ainda maior. Os japoneses são famosos por fazerem muitas anotações e há uma boa razão para isso. Eles vão fazer você cumprir o que

disse e têm a prova para se resguardar. Sempre fico admirada quando uma pessoa me diz, em uma reunião, que vai fazer algo até determinada data, sem anotá-la. Será que ela tem memória fotográfica?

Na China, as pessoas quase sempre iniciam os negócios com comida e vinho, seguidos de um período de observações gerais e perguntas. Os chineses gostam de passar um tempo conhecendo a pessoa, para ter uma ideia de quem é ela, de fato. Lá, nunca se fecha um negócio em um primeiro encontro.

Os espanhóis, na maioria das vezes, querem sair para jantar ou participar de algum outro compromisso social com você, antes mesmo de concordarem em marcar uma reunião. Na verdade, a melhor maneira de fazer negócios na Espanha é por meio de uma apresentação feita por um amigo em comum, para assegurar seu caráter e sua credibilidade, assim como no método *Link-se*.

Em todo o mundo, a maioria dos altos executivos não faz tratativas com outra pessoa, até sentir confiança. Nos Estados Unidos, alguns acreditam poder iniciar e fazer negócios com a simples força da personalidade e do talento para as vendas. Atualmente, e cada vez mais, a forma como se trata as pessoas é o grande diferencial. Alguém pode conquistar um cliente ou um emprego por causa de sua personalidade marcante, mas como vai manter o relacionamento? As táticas aqui delineadas se aplicam ao modo como a maior parte do mundo faz transações. Praticando o *Link-se*, você terá as regras de etiqueta básicas para negociar por toda parte.

Um estudo conduzido pelo guru do marketing, Dan Kennedy, mostrou que 68% dos clientes que vão embora o

fazem por se sentirem pouco importantes, desvalorizados ou abandonados. Em geral, também é assim que termina a maioria dos relacionamentos. Seguir as regras deste capítulo lhe permite mostrar à comitiva – e aos contatos que ela lhe proporcionar – que você os valoriza. É assim que você os mantém fiéis por toda a vida. Os relacionamentos nunca devem ser abandonados. Eles constituem a receita mágica do sucesso nos negócios e de uma vida gratificante. Portanto, mantenha contato com as pessoas que fazem parte de suas relações, pense nelas com frequência e descubra como pode ajudá-las.

Mostrar educação e consideração pelos outros é como investir pennies *e receber dólares em troca.*
– Thomas Sowell

FIQUE LIGADO: Cinco táticas para ter um bom começo

1. Pratique as regras de etiqueta da comitiva com sua esposa, seus pais ou com outros parentes e amigos, para mudar velhos hábitos, como mexer no celular durante uma conversa com alguém ou não lhe dar atenção integral quando conversa, e olhar bem nos seus olhos.
2. Se ainda não tiver, saia e compre alguns cartões de agradecimento bem bonitos, com a sua inicial impressa, e esteja pronto para dizer "obrigado" à sua comitiva, da maneira clássica.
3. Pense em uma situação recente em que você disse que ia fazer alguma coisa por alguém e não fez, ou em que alguém lhe fez algo de bom ou útil e você nem sequer enviou um e-mail de agradecimento. Aproveite, agora, e faça isso, ainda que com um mês de atraso. Depois de tê-lo feito, como você se sentiu?
4. Há algo acontecendo em sua vida que você queira compartilhar com quem gostaria de manter contato? Envie-lhes um e-mail, conte suas novidades e diga-lhes que gostaria de marcar uma data para conversarem ao vivo, ou por telefone, para saber o que vêm fazendo.
5. Ao acordar, faça uma lista com três coisas que vai fazer no dia, para expandir os contatos e aumentar a comitiva. Considere a possibilidade de fazer isso todos os dias.

Capítulo 6

O *Link-se* e as mídias sociais

O telefone parecia magia, em 1876, quando foi criado por Graham Bell.

Após muito tempo, as pessoas não precisavam mais atravessar a rua para falar com seus vizinhos. Podiam somente ligar para eles.

O correio eletrônico, ou e-mail, surgiu como uma ferramenta interna para comunicação nas empresas, quando foi concebido, em 1982. Nos escritórios, os funcionários não precisavam mais sair de suas mesas para fazer uma pergunta ao colega. Podiam somente enviar um e-mail. Quando o MySpace e o LinkedIn entraram em cena, em 2003, e logo depois o Facebook, em 2004, a mídia social surgiu. O Twitter, com suas mensagens de 140 caracteres, foi lançado algum tempo depois, em 2006. As mídias sociais são uma maneira divertida de compartilhar novidades, fotos e informações interessantes com pessoas, grupos

e organizações. Uma maneira de permanecer em contato com a família e os amigos com esforço mínimo – sem necessidade de conversar – e uma forma de se relacionar no mundo dos negócios. Graças ao Four Square, podemos contar às pessoas onde estamos para que possam nos encontrar, o tempo todo. Quando este livro for publicado, é capaz de haver mais dez plataformas de mídia social desenvolvidas, fazendo coisas jamais imaginadas.

As mídias sociais podem ser bem divertidas. Elas nos ajudam a manter contato com muito mais pessoas do que conseguiríamos com as cartas tradicionais, ou por telefone. Também podem ser muito úteis para nossa carreira e oferecem novos canais de marketing/publicidade para os negócios. Você pode aproveitá-las como parte de sua estratégia de marketing, para construir sua marca pessoal e sua comitiva.

É possível usar todo o ecossistema digital – como *blogs*, sites, perfis no Twitter e em outras redes sociais – como um meio para as pessoas nos encontrarem e manterem contato, pela internet. As mídias sociais não estão apenas nos computadores, iPads® e *tablets:* agora também podem ser acessadas pelo celular. Com o avanço, podemos monitorar todos os canais de comunicação, não importa onde estivermos e a qualquer momento. Algumas pessoas quase nunca ficam *off-line.*

Como as mídias sociais estão mudando as relações entre as pessoas

Há apenas alguns meses, estava em um ônibus, cruzando a cidade, quando um grupo de estudantes entrou no veículo. Antigamente, barulho, risadas e energia pura costumavam

invadir o ambiente quando um grupo assim subia a bordo. Daquela vez, foi uma experiência completamente nova para mim. Os estudantes subiram os degraus do ônibus e se sentaram depressa e em silêncio, mal falando uns com os outros. Espiei por cima dos ombros da garota sentada a meu lado. Parecia que ela e o grupo estavam trocando mensagens de texto entre eles, em vez de falar. Fiquei feliz pelo silêncio, mas incomodada com a falta de contato e diversão entre os estudantes.

O que está acontecendo? Celulares, *smartphones*, mídias sociais e mensagens de texto estão mudando o mundo. Com essa mudança, estamos perdendo a capacidade de fazer contatos face a face, construir relacionamentos e manter conversas interessantes.

Ando de trem quase todos os dias. Há cinco anos, entrava no trem e via pessoas empolgadas conversando sobre política, os fatos do dia ou problemas familiares. Algumas delas até disputavam um animado jogo de cartas. Hoje, cerca de 50% dos passageiros observam com atenção seus minúsculos aparelhos, apertando botões e olhando fixamente para as pequenas telas, ansiosos por informações. Não há emoção, diversão, conversa. Os outros 50% usam fones de ouvido com microfones e parecem estar falando sozinhos ou com alguém invisível. Às vezes fico cercada de pessoas entretidas em inúmeras conversas em seus celulares. Mal consigo pensar, muito menos ler meu iPad® ou Kindle®. Um estudo interessante da Universidade de Cornell comprova isso. Ele revelou que o cérebro é incapaz de se abstrair de meia conversa, sugerindo que um diálogo fragmentado é mais irritante e perturbador do que uma conversa entre duas pessoas.

Dou meus parabéns ao Skype, ao Gmail e às empresas de internet, como a Cojourneo, que nos permitem ver e falar com os outros em vídeo pelo mundo afora. Essa forma de comunicação não é assim tão eficaz como sentar ao lado de alguém junto a uma xícara de café, um copo de vinho ou um almoço, mas pelo menos podemos ver a expressão das pessoas. Para muitos, o vídeo na internet é um recurso valioso, tanto para uso pessoal como profissional, por causa do alto custo das viagens e dos horários apertados. No entanto, é preciso um encontro real para sentir a sinceridade, ativar a intuição e construir a confiança verdadeira.

Outro inconveniente das mídias sociais, e-mails e mensagens de texto é que eles muitas vezes são viciantes. Graças aos dispositivos móveis, temos a tecnologia à disposição onde quer que estejamos – atravessando a rua, dentro do carro ou até na cama – em milésimos de segundo. Muitos não conseguem parar de checar, ler e responder, o tempo todo. Isso desvia a atenção do trabalho, interrompe o sono e, pior ainda, provoca acidentes, razões pelas quais alguns estados estão proibindo o uso de mensagens de texto, assim como o de celulares, ao dirigir. É quase tão perigoso quanto dirigir alcoolizado. Para mim, até atravessar a rua falando ao celular ou trocando mensagens de texto talvez devesse ser proibido também.

Ao longo do tempo, os efeitos dessas tecnologias e os danos que elas podem causar às carreiras, às famílias e aos relacionamentos precisa ser levado em consideração. Elas substituíram boa parte das conversas reais. Muitas pessoas, em especial as que trabalham em suas mesas a maior parte do tempo, nunca se levantam, nunca saem e, raramente, mantêm

um relacionamento REAL com outras pessoas. Quando digo REAL, falo do tipo de relacionamento que vem do contato pessoal, face a face.

Todavia, não me interprete mal. Também uso mídias sociais, e-mails e mensagens de texto. Todos servem a um valioso propósito. Só não substituem os “antigos” encontros para criar confiança, relacionar-se em um nível pessoal e conhecer alguém de verdade. Quando nos encontramos com o outro, ao vivo, há uma ligação mais profunda. Isso não ocorre quando usamos mídias sociais ou e-mails.

Para construir relacionamentos que vão, de fato, beneficiar sua carreira e sua vida, é preciso um tempo, durante um café ou uma refeição, para estabelecer seu contato. Vocês podem se apresentar por e-mail. Encontrar pessoas com quem perderam contato por meio do LinkedIn ou do Facebook. Acompanhar as divagações de pessoas do passado, ou do futuro, no Twitter. No entanto, para se conhecerem e descobrirem como colaborar com o sucesso mútuo, a melhor maneira ainda é o contato pele com pele.

Como os empreendedores do Vale do Silício se relacionam

Aprenda uma lição com os criadores das mídias sociais. Como eles se relacionam uns com os outros? Como abrem as portas para as oportunidades? Como arrumam emprego e progridem na carreira?

Um artigo de Somini Sengupta (em 9 de maio de 2012), no jornal *The New York Times*, “A circle of tech: collect payout,

do a start-up" [em tradução livre, "Um círculo de tecnologia: junte dinheiro, abra uma empresa nova"], conta tudo. O texto é sobre como fundadores e ex-empregados de algumas das maiores empresas do Vale do Silício, como Facebook, PayPal e LinkedIn, usam seus grandes lucros e conhecimentos adquiridos para lançar novos empreendimentos, que se tornam os próximos grandes sucessos – empresas como Instagram, Quora, Asana e Cove.

As equipes que se juntaram para formar essas empresas de mídia social não se reúnem pela internet. Elas podem produzir mídias sociais para nós usarmos, mas quando se trata de seus contatos, preferem fazê-los ao vivo. Fazem isso no trabalho, em festas, em reuniões de associações empresariais e por meio de indicações pessoais *à la* comitiva. Sentam-se de frente, para conhecer melhor uns aos outros. Resultado? Sólidos relacionamentos que ajudam a lançar novos negócios. Todas têm comitivas.

Ruchi Sanghvi, primeira mulher engenheira do Facebook, fundou uma empresa de infraestrutura tecnológica, a Cove, e a vendeu para o Dropbox. No artigo, ela atribui seu sucesso às pessoas ao seu redor. Ruchi diz: "É extremamente útil ter esse *network*, não apenas por coisas tangíveis como dinheiro e talento, mas também por seu apoio emocional... o simples fato de ter esses amigos tem sido incrivelmente importante".

Bill Tai, investidor veterano, afirma: "O tecido social do Vale do Silício é um conjunto denso de teias de aranha sobrepostas, ou seja, todo mundo está conectado". E ele não está falando de estar conectado nas mídias sociais. Refere-se a uma cadeia de conexões e conectores, que nascem em encontros e conversas ao vivo. Seus sistemas solares se sobrepõem.

Onde os empreendedores do Vale do Silício se reúnem com seus investidores e demais colegas? Eles trocam ideias no café da manhã, em seus locais favoritos – no Buck's, em Woodside, no Il Fornaio e no Hobee's, em Palo Alto. Passam manhãs reunidos com várias pessoas – fazendo contatos ao vivo. É provável que essa seja uma das razões pelas quais a economia está prosperando no Vale do Silício.

Como usar as mídias sociais para recrutar sua comitiva

As mídias sociais têm seu espaço. Podem ser uma ferramenta útil. No entanto, para de fato ter sucesso, é necessário se comunicar face a face. As relações pessoais são construídas aprendendo-se sobre a visão, as metas e os desafios uns dos outros, e estabelecendo confiança.

Há várias maneiras de usá-las como ferramentas, para atingir seus objetivos.

1. Elas são uma ótima maneira de reencontrar pessoas com quem se perdeu o contato.

Como estamos sempre aumentando nossa comitiva, nunca é tarde para recrutar pessoas que já respeitamos e admiramos, no passado. Não, não estou falando do artilheiro do colégio nem da rainha do baile, embora em alguns casos eles também possam ser convenientes. Estou me referindo ao pessoal da faculdade ou da pós-graduação, gente que trabalhou com você ou frequentou o mesmo clube, e que você costumava conhecer e respeitar. Graças às mídias sociais, especialmente

ao LinkedIn, você pode encontrá-los de novo. Procure-os. O que andam fazendo? Você tem algo em comum com eles? Estão envolvidos em alguma coisa importante? Trabalham para uma empresa com a qual você gostaria de fazer negócios?

Retome o contato por meio das mídias sociais e, se for o caso, use isso como um ponto de partida para falar com eles por telefone ou pessoalmente. Envie uma mensagem direta, que os convide para um café. Talvez sejam pessoas que devam fazer parte de sua comitiva. Quem não arrisca, não petisca. Nunca se sabe. É divertido acompanhar e descobrir quanto a carreira das pessoas evoluiu. Relembrem velhas histórias e restabeleçam contato com o passado.

2. Se seus contatos forem menos que cem, é preciso aumentar a lista.

Para que as mídias sociais sejam eficientes, é importante ter um público. Se você possuir menos de cem seguidores no Twitter, amigos no Facebook, conexões no LinkedIn etc., reserve um tempo para aumentar a lista. Primeiro, confira se está ativo e atualize as informações de seu perfil. Depois, invista algumas horas procurando pessoas e empresas situadas em sua cidade ou região que pareçam interessantes – as que você gostaria de conhecer. Convide-as a fazer parte de sua lista de contatos. Veja com quem seus verdadeiros amigos e colegas mantêm contato e convide as pessoas adequadas a fazer parte de sua lista também. Você pode fazer o mesmo com o Twitter.

Siga outras pessoas que possuam perfis interessantes, que se encaixem em sua visão. As regras de etiqueta do Twitter as induzem a seguir você também. Depois você pode

"tuitá-las", de forma direta. Compartilhe conteúdos valiosos pelo Twitter. Eles devem estar relacionados com seus objetivos. Comece a construir suas conexões na internet. Lembre-se, não venda direto nas mídias sociais. Forneça informações, conteúdos ou avise às pessoas sobre eventos interessantes. Comece a expandir seus contatos nas mídias sociais.

3. Reúna-se com quem faz parte de suas listas nas redes sociais.

Recomendo isso como uma tática secundária, para aumentar a comitiva. Como já mencionei, procure primeiro a família, os amigos, os profissionais de sua vida e de sua comunidade, os membros de instituições e os contatos do passado. Quando terminar de explorar essas oportunidades, é hora de usar as mídias sociais.

Percorra sua lista de contatos, seguidores ou amigos no LinkedIn, no Twitter, no Facebook ou em outras mídias sociais. Leia seus perfis e os contatos compartilhados. Veja se possuem contatos ou amigos em comum. Se o histórico deles revelar algo em comum com sua visão e suas metas, passe para a próxima etapa. Faça uma busca na internet e veja o que pode aprender sobre eles na internet em artigos, blogs, sites etc.

Você pode descobrir muita coisa sobre a pessoa, ou talvez nada de mais. Isso, por si só, já diz alguma coisa. Se essa busca mais ampla revelar outras coisas em comum, aproxime-se deles pelo LinkedIn (ou por e-mail, se você os conseguir) e convide-os a marcar um horário para conversarem, por telefone. Não se esqueça de explicar por que você acredita que vale a pena a pessoa gastar seu tempo falando com você. Mencione os dados que têm em comum e diga

que gostaria de explorar maneiras pelas quais poderiam se ajudar em conjunto. Se a conversa for boa e vocês tiverem pontos afins, a reunião ao vivo é o próximo passo. Convide-a para tomar um café ou conversar pelo Skype, se estiverem em cidades diferentes.

Agora você já está no caminho certo. Adote tática semelhante, aproximando-se de pessoas que sejam participantes de seus grupos no LinkedIn. É importante que você seja membro de grupos que compartilhem sua visão ou estejam ligados a sua carreira ou seu negócio. Se ainda não for, junte-se a eles. Faça contribuições ao grupo, para que vejam seu nome em destaque ao compartilhar artigos, comentários e vídeos. Depois que tiver causado uma boa impressão, aplique o *Link-se* com quem fizer sentido.

4. Fique visível: compartilhe sua visão nas mídias sociais

Muitas pessoas não falarão com você antes de procurá-lo na internet. Elas querem saber o máximo possível antes de se comprometerem a conversar ou marcar encontros. Sim, elas estão julgando você e se perguntando: vale a pena gastar meu tempo entrando em contato com essa pessoa? Isso vale para potenciais empregadores, clientes, investidores ou para alguém que você acabou de conhecer em uma reunião ou festa. É sua obrigação ter uma forte presença na internet e nas mídias sociais.

Um dos complementos mais importantes para os negócios ou para qualquer carreira, hoje em dia, é estar visível na internet. As mídias sociais constituem uma ferramenta importante para ajudar você a se destacar e se distinguir dos

demais. São *outdoors* de nossas credenciais. Há uma crença cada vez maior de que você não existe se não puder ser encontrado nas mídias sociais.

Dicas para comunicar sua marca e sua visão pessoal nas mídias sociais

A noção de estar visível é um fio condutor importante, ao longo de todo o livro. Isso se aplica às mídias sociais. Eis algumas dicas para aumentar a visibilidade na internet:

Comece fazendo uma busca sobre VOCÊ na internet – O que você encontrou? Seja lá o que esteja vendo, é o que os outros encontram. Suas pegadas na internet devem contar algo e apresentar uma história do que você representa hoje. Se não ficar satisfeito com o que vê, é hora de tomar uma atitude.

É difícil encontrar VOCÊ quando se usa uma ferramenta de busca, ou quando se faz uma pesquisa em alguma rede social? Pode ser porque várias pessoas usam apenas o primeiro e o último nome. Talvez você queira acrescentar a inicial de um nome do meio, para se distinguir e facilitar que os outros o encontrem. Se decidir fazer isso, não se esqueça de usar a inicial em todas as postagens, no site, no currículo, em todos os lugares que puder.

Se tiver um apelido incomum, use-o para se diferenciar. Minha filha, atualmente, usa seu apelido, Sari, em tudo – seu *blog*, site, perfis em mídias sociais, currículo – para que possam distingui-la na internet das muitas pessoas que têm o mesmo nome e sobrenome que ela. Agora as pessoas podem encontrá-la com rapidez.

Confira seus perfis no LinkedIn, no Facebook, no Twitter etc. – Eles estão atualizados? Aproveite a oportunidade para escrever um resumo de sua carreira no LinkedIn. Use-o para comunicar sua marca pessoal. Não se esqueça de incorporar sua visão ao resumo, para que as pessoas compreendam em que lugar você pretende chegar. Compartilhe tudo que diferencia você e exprime sua paixão. Seu perfil pode ser a coisa mais visível sobre você na internet. Se ainda não estiver fazendo parte, é hora de começar. Se você só tiver tempo para uma única plataforma, recomendo o LinkedIn.

Escolha o caminho certo – A relevância de uma plataforma ou rede social para você depende de seus objetivos. Talvez um tipo de mídia seja mais adequado para sua carreira ou negócio do que outro. Se você é um profissional de alguma área, ou um empresário, o LinkedIn deve fazer parte de sua presença nas mídias sociais. Entrando para seus grupos, você pode estreitar e concentrar seus relacionamentos na internet com pessoas de sua área ou profissão. Se tiver um negócio no ramo do varejo ou uma entidade sem fins lucrativos, o Facebook é uma ótima maneira de chegar e se comunicar para expandir seu público. Há muitas redes sociais menores, específicas de determinadas áreas, nas quais você pode fazer contatos, conversar e criar perfis. Seja qual for sua área, você pode encontrar uma comunidade na internet, assim como outra, ao vivo, com a qual deve manter contato: basta fazer uma busca por meio do Google, do Yahoo ou do Bing.

Crie um site ou blog *pessoal* – Pense em si como uma marca. Você pode e deve ter seu site, ainda mais se possuir um negócio próprio, projetos ou atividades relacionadas com sua paixão. Inclua seu portfólio de trabalho, pequenos textos

de sua autoria ou outras informações importantes. Os *blogs* são uma ótima maneira de se comunicar com sua comitiva e aumentá-la. Eles o ajudam a estabelecer seu nome como uma marca. Assim como às marcas comerciais, eles auxiliam sua carreira, gritando alto sua marca pessoal. No mundo atual, gritar desse modo é usar a internet e as mídias sociais.

Existem muitos recursos que oferecem ferramentas e modelos para você criar seu site ou *blog*, sem custo. Plataformas como Wordpress, Jimdo, Tumblr e Yola oferecem projetos visuais básicos para sites e *blogs* gratuitos, com custos mínimos para atualizações que forneçam mais opções e recursos. Depois disso, use as mídias sociais para enviar *links* de suas postagens mais recentes.

Espalhe sua mensagem – Escrever sobre sua paixão, seu trabalho, suas atividades de lazer favoritas, ou até sobre sua vida, é a melhor maneira de transmitir a mensagem sobre quem é você. Use o *blog* para postar o que é importante para você – aquilo que acredita que possa interessar às pessoas. Uma regra: seja autêntico. Se estiver sendo falso, as pessoas vão descobrir. E lembre-se: seja lá o que você escrever, estará em toda parte, por isso seja cauteloso com informações pessoais. Colocá-lo na “blogosfera” não é difícil. Use as mídias para enviar *links* de suas postagens.

Suas atividades profissionais e sem fins lucrativos – Quando você entra para uma associação profissional, oferece-se para trabalhar em um comitê, preside-o e acaba se tornando dirigente da entidade, sua visibilidade na internet aumenta muito. Seu nome aparece no site da entidade, em anúncios e comunicados à imprensa e, de repente, você se torna mais importante quando alguém fizer uma busca.

Quanto mais você se empenhar, mais visibilidade terá na internet. E pode até enviar seu material de divulgação virtual para a imprensa, sobre suas atividades sem fins lucrativos, palestras e outros envolvimentos relacionados à carreira.

Não se esqueça de interligar todas as ferramentas – Mencione todas as ferramentas de internet e mídia social em seu site. Coloque um *link* de suas postagens em seu *blog*, no Twitter, em seus perfis no Facebook e no LinkedIn. Você pode até criar uma *newsletter* para enviar à lista de contatos. Faça uso de todos os serviços dos provedores de *e-mail marketing*. O Gmail oferece recursos gratuitos que podem ajudar você a transmitir sua mensagem.

Entre em contato com outras pessoas, em grupos na internet – Comece a construir relacionamentos na internet participando de grupos ligados à carreira ou ao negócio, como os do LinkedIn, e das redes sociais específicas de sua área. Você pode marcar presença compartilhando artigos, vídeos e comentários. Quando notar que as pessoas estão compartilhando, é uma oportunidade de passar a conversa do mundo virtual para o real. Nunca se sabe que oportunidades isso pode oferecer.

Monitore e programe sua marca – Se você quiser descobrir qual é sua presença na internet, há muitas ferramentas que você pode implantar com facilidade. Os alertas do Google permitem monitorar cada vez que seu nome ou o de sua empresa aparece na internet e são gratuitos. A maioria das empresas de e-mail marketing, também oferece análises e sistemas de CRM (sigla em inglês para Gestão de Relacionamento com os Clientes). Outras ferramentas úteis incluem o Monitter para o Twitter, o Google Analytics, o Wildfire e o

KlOut. Você também deveria considerar o uso de ferramentas como HootSuite, Twuffer e CoTweet para todos os tipos de recursos de mídia social, como agendar postagens no Twitter, comentários etc., para que possa se programar com antecedência e não ficar amarrado ao trabalho de acompanhar as mídias sociais, todos os dias.

A marca e os contatos crescem com as mídias sociais

Já imaginou se você fizer todas essas coisas? As mídias sociais e a internet possuem uma utilidade incrível para comunicar sua visão, seu *outdoor* e divulgar você para aqueles a quem deseja atingir. Tendo essa atenção, use-a para construir o relacionamento ao vivo. As mídias sociais são uma ótima maneira de manter a marca diante das pessoas, mas é preciso estar sentado com elas, ao redor de uma mesa, para perguntar como pode ajudá-las. Depois disso, elas decerto o ajudarão a realizar seus objetivos.

Isso significa encontrá-las pessoalmente, se estiverem em sua região, ou agendar uma conversa por telefone ou pelo Skype, se do outro lado do país, do estado ou do mundo. Recomendo o uso do Skype. É o mais próximo de um encontro ao vivo, e a visão mútua ajuda a construção de um relacionamento.

FIQUE LIGADO: Cinco táticas para transformar os contatos nas mídias sociais em conexões no mundo real

1. Adquira o hábito de enviar um convite para se conectar pela internet, logo após conhecer uma pessoa ao vivo em uma reunião, evento de *networking* ou evento social.
2. Identifique todos os amigos ou contatos da internet que estejam em carreiras ou profissões semelhantes ou relacionadas. Continue a aumentar suas conexões, pedindo aos atuais contatos para apresentá-lo a novas pessoas que você gostaria de conhecer, observa no LinkedIn ou em outras mídias sociais. Essa é uma maneira de aumentar suas conexões.
3. Entre para outros grupos que sejam relevantes para seu negócio. Depois, alimente seus relacionamentos na internet com indivíduos ou grupos, fazendo mais comentários, enviando *links* para artigos, vídeos e sites úteis. Sempre que possível, envie os *links* direto para eles. Além disso, leia suas postagens, artigos etc., para poder comentá-los e continuar a construir seu relacionamento pela internet, nos dois sentidos.
4. Uma vez que você sentir que construiu uma conexão, aproxime-se daqueles com quem vê fatos em comum e sugira marcar um encontro, ou uma conversa por telefone, para descobrir como podem se ajudar e realizar indicações mútuas.
5. Siga as regras da atração (Capítulo 4) para fazer contato e, é possível, atraí-los como membros de sua comitiva.

Capítulo 7

Como iniciar a carreira ou dar novo impulso

Nunca diga a um jovem que uma coisa não pode ser feita. Talvez, Deus esteja esperando há séculos por alguém que desconheça a impossibilidade de fazer exatamente aquilo.

— John Andrew Holmes

Um novo modelo de carreira

Sheryl Sandberg, diretora de operações do Facebook, fez um discurso para a turma de formandos da Harvard Business School, em 2012, dizendo: "A carreira não é uma escada; ela é como aquelas gaiolas que as crianças escalam nos parquinhos... Mova-se para os lados, para baixo, para frente, por fora... não espere uma subida direta". O discurso ajuda a dissipar o mito de que, em nossa carreira profissional, precisamos estar sempre subindo degraus em direção ao topo.

A maioria de nós tem uma imagem mental de como acredita que deveria ser sua carreira. Contudo, o que acontece se tivermos de sair da gaiola por um tempo, em decorrência de outras responsabilidades da vida ou do desejo de seguir uma nova carreira? O que ocorre se sairmos de cena?

Outro mito de carreira é o de que só a própria pessoa pode fazê-la se desenvolver e crescer. Em outras palavras, temos de fazer tudo sozinhos. Monte um ótimo currículo, trabalhe muito e você será recompensado. Talvez isso fosse verdade há quinze anos, mas agora não é mais.

Atualmente, você precisa do apoio dos outros para conduzir sua carreira na direção que deseja. Até na gaiola do parquinho, para permanecer em movimento, você precisa de uma comitiva que o ajude a manter o equilíbrio e a dar novos passos em todas as direções. Não importa se você está iniciando, retomando ou mudando de carreira; se acabou de sair da faculdade ou da pós-graduação; se está voltando para o mercado de trabalho, depois de um hiato na carreira; ou se está se reinventando na profissão, depois de ter sofrido com cortes na empresa ou sido sumariamente demitido. No mundo de hoje, com uma comitiva, você sempre terá apoio, conselhos e contatos para chegar aonde deseja, ainda que daqui a 25 anos.

Inclusive com uma comitiva, iniciar e gerenciar uma carreira pode se tornar muito frustrante, em meio a um mundo em constante mudança ou uma conjuntura econômica complicada. Além de seguir as recomendações deste livro, considere as seguintes dicas para se livrar dos dias ruins e impulsionar a carreira:

Dicas para superar a frustração profissional

- *Faça cursos e participe de* workshops *pela internet* – Se seu orçamento é limitado e seu tempo, escasso, cursos gratuitos ou de valores acessíveis permitem que você aprenda, fazendo os próprios horários. Por incrível que pareça, os empregadores

são muito receptivos ao valor da educação pela internet. A maioria o verá como alguém com extrema motivação, que deseja ficar informado sobre as últimas tendências da área. Isso também aumentará sua confiança e deixará você familiarizado com as recentes novidades.

- *Por meio do processo do* Link-se, *identifique outras pessoas que tenham passado por sua experiência profissional e saído vencedoras* – Procure-as e marque um horário para conversar sobre o que fizeram para iniciar a carreira, abrir um negócio ou mudar de ramo. Aprender o que outros fizeram pode lhe ajudar a decidir o que deve ou não fazer.
- *Comprometa-se a sair de casa ou do escritório para frequentar atividades e reuniões encorajadoras ligadas à "nova" carreira* – Quando você aprende coisas novas, começa a enxergar novas oportunidades e aumenta a chance de aplicar o *Link-se*. Nunca se sabe quem você vai encontrar.
- *Se você tem pouca ou nenhuma habilidade com o computador e as mídias sociais, lembre-se: nunca se é "velho" ou ocupado demais para aprender* – Faça um curso (na maioria dos lugares é possível encontrar cursos a preços módicos), um *workshop* pela internet, ou peça orientação para alguém mais jovem. O *reverse mentoring* ("aconselhamento reverso") é uma tendência importante no mundo atual. As pessoas mais jovens podem orientar as mais velhas sobre as novidades em tecnologia e receber anos de sabedoria em troca.

- *Faça uma lista de suas realizações, todos os dias* – Às vezes, achamos que não estamos fazendo progresso nenhum, quando isso não é verdade. Elaborando uma lista, você pode ver o que já fez para avançar. Por outro lado, se ela é muito curta, você percebe que pode fazer mais. Use a lista "coisas a fazer" do livro, comprometendo-se a evoluir um pouco mais a cada dia. Você se sentirá menos frustrado.
- *Considere a possibilidade de ganhar experiência por meio de um estágio, seja qual for sua idade ou situação* – Os estágios podem resolver um impasse na carreira e constituir uma fonte de conhecimento, experiência e contatos para pessoas de todas as idades e com todos os tipos de desafios.

Estágio: não restrito aos principiantes

Eles não servem apenas para quem está na faculdade ou acabou de se formar. Um estágio em sua área de interesse é uma excelente maneira de conseguir a experiência necessária para iniciar, retomar ou transformar a carreira, ou para abrir um negócio próprio. Além da experiência, que vai melhorar o currículo, um estágio permite impulsionar sua comitiva e construir sólidas relações.

Há muita controvérsia em relação aos estágios – em especial, aos não remunerados. Alguns dizem que é trabalho escravo. Penso que ele pode lhe poupar anos de escravidão em um emprego que você detesta. Durante um estágio, você não só pode descobrir o que quer fazer na carreira, como

o que não quer. É a melhor maneira de ganhar experiência, quando não se pode ter um emprego remunerado em tempo integral. Se você não tem condições de assumir um estágio que lhe ocupe toda a jornada, considere a possibilidade de ter um emprego remunerado de meio período, que lhe proporcione um salário e deixe tempo disponível para um estágio na área que deseja seguir. Qualquer experiência, ainda que algumas horas por semana, trará uma vantagem na carreira e, o mais importante, a chance de começar a construir sua comitiva na área pretendida.

Embora seja verdade que alguns estágios se constituem, em grande parte, de trabalho pesado, afirmo que até isso pode ser de imenso valor. Se você for um bom ouvinte, pode escutar todas as conversas das pessoas ao redor e aprender com elas. Faça o trabalho pesado com um sorriso, mas depois peça para participar de reuniões, conferências etc., para usufruir delas. Se fizer, com alegria, coisas que ninguém deseja fazer e pedir para ser envolvido em projetos que lhe interessam, é provável que seus supervisores concordem. Seja específico quanto aqueles de que gostaria de participar. Em uma reunião, se ouvir uma discussão sobre algo que precisa ser feito, ofereça-se para ajudar ou fazer. Não só é provável que você comece a ter mais responsabilidades, como seus colegas ficarão impressionados. É a hora de começar a olhar para todas as pessoas ao redor como potenciais membros de sua comitiva e passar a tratá-las como tal. São elas que podem lhe propiciar um emprego remunerado na área desejada.

Chame a atenção para si, de maneira positiva. Chegue cedo para trabalhar. Fique até tarde. Mostre à equipe que

está levando o estágio a sério. Ficando até tarde, você estará presente quando os líderes ainda estiverem trabalhando. Pode passar pelo escritório de cada um e perguntar se precisam de ajuda em alguma coisa. Além de poder conseguir tarefas mais interessantes, vai atrair a atenção deles.

As pessoas gostam de ajudar quem tem iniciativa e talvez o convidem para ir aos seus escritórios, conversar. É assim que os relacionamentos começam. Um dos pontos mais valiosos de um estágio são as pessoas que você conhece e com as quais se relaciona – sua comitiva. Se o estágio não o levar direto para um emprego no local, as novas pessoas que você conhecer podem lhe ajudar, oferecendo conselhos e fazendo indicações. Siga as regras apresentadas até agora e estará no caminho certo.

Já tive muitos estagiários – de 19 a 60 anos –, universitários, recém-formados, pessoas que ficaram dois anos sem trabalhar, que terminaram o mestrado aos 50 anos ou que resolveram mudar de carreira. Todos foram parar em empregos que adoravam, após aquele período. Tornei-me parte de suas comitivas e lhes ofereci boa parte das informações deste livro. Todas atingiram seus objetivos e trabalharam para alcançá-los.

Transforme sua carreira ou dê-lhe novo impulso

Durante vinte anos, Judy foi mãe e dona de casa. Quando os filhos foram para a faculdade, ela decidiu fazer mestrado em pesquisa de mercado, por meio de um programa *on-line*. Depois de seis meses tentando, em vão, conseguir um emprego, ela veio fazer um estágio comigo, que durou outros seis meses. Durante o período, eu a incentivei a se juntar a

uma associação de profissionais de pesquisa e participar, ativamente, da entidade. Como voluntária, ela se reuniu com membros de vários comitês, que tinham cargos administrativos em grandes empresas. Depois de vê-la em ação, recebendo as pessoas nas reuniões da associação, um deles lhe ofereceu um contrato temporário. Também entrou em contato com um primo, editor aposentado de uma importante empresa de mídia. Quando percebeu o que ela fazia, indicou-a para um ex-colega. Judy conseguiu um emprego de meio período no departamento de pesquisa. Com o currículo se ampliando, por meio do estágio e de atividades de meio período, um emprego em período integral, em sua área, era o próximo passo.

Anne havia trabalhado como coordenadora de marketing, por cinco anos. Foi minha estagiária, após cortes na empresa anterior, por causa da recessão e não conseguia obter um cargo remunerado. Durante o estágio, ajudou-me com marketing e organização de eventos. Conheceu muita gente nova e ficou empolgada para trabalhar em outros projetos e conhecer mais pessoas. Passou a fazer contatos e formou sua comitiva. Em menos de um ano de estágio, conseguiu um cargo assalariado como gerente de marketing em uma empresa influente e sua carreira está decolando.

Ficar desempregado pode ser difícil e deprimente, interferindo nas atitudes, na energia e na paixão. Sair de casa, aprender coisas e fazer contato com gente nova em um estágio aumenta nossa confiança e nos confere uma atitude positiva, o que é essencial quando estamos tentando conseguir um emprego. O que é mais produtivo? Ficar em casa e passar o dia todo mandando currículos e assistindo novelas ou fazer

um estágio, ganhar experiência e fazer contatos? Você pode persistir com o currículo, chegando em casa, mas investindo tempo em um estágio, acrescentará uma nova função e uma experiência considerável nele.

Conquiste depressa o primeiro emprego

Na maior parte do tempo, foi um prazer trabalhar com meus estagiários, Nerisah, Leigh, Eric e Erica. No início, porém, a falta de habilidade de alguns deles me preocupava. Todos, exceto Erica, recém-formada, eram universitários ou estudantes de pós-graduação. Quando começaram, eram todos muito crus. Ao concluírem os respectivos estágios, lembravam maçãs vermelhas e brilhantes. Transformaram-se, de maneira literal, com a experiência. Orientei-os e compartilhei conhecimentos e dicas para conseguirem e preservarem um emprego. A partir do estágio, adquiriram importantes habilidades profissionais, como olhar nos olhos do supervisor, em vez de pela janela, ou tomar notas quando o gerente lhes passa tarefas. Eles se aprimoraram no uso das mídias sociais, do PowerPoint® e do telefone, viram-se diante de situações que jamais haviam enfrentado antes, como encontrar e receber palestrantes e especialistas do primeiro escalão. Todas essas experiências aumentaram neles a confiança e as habilidades. Atualmente, possuem empregos gratificantes e bem remunerados. Acredito que a experiência anterior fez toda a diferença. Costumo incentivar os estudantes a iniciar um período de estágio, logo no início da faculdade. Quanto mais experiência durante os anos de curso, maior a chance de ter um bom emprego, ao se formarem.

Perguntas que você deve se fazer, antes de procurar um estágio:

- Que experiências e habilidades deseja adquirir?
- Terá a oportunidade de aprender o que deseja durante o estágio?
- A quem se reportará?
- Como pode transformar a experiência de estágio em uma possível carreira?

O mapa do tesouro: descubra a carreira dos sonhos

Já fiz muitos cursos de desenvolvimento pessoal ao longo dos anos, os da Insight Training e da Landmark Education, entre outros. Cada um deles me proporcionou descobertas poderosas, que ajudaram a me transformar na pessoa que sou. Uma das ferramentas que aprendi em um *workshop*, na Insight Training, foi o mapa do tesouro – alguns o chamam de quadro de visão.

É um exercício fácil e divertido, que ajuda você a identificar o que quer na vida, tanto em termos materiais como de visão de carreira. Uma forma de fazer o próprio mapa do tesouro é arrumar uma pilha de revistas velhas e recortar fotos, ilustrações e títulos que representem coisas que você deseja na vida, colando-os de maneira artística em um pedaço de cartolina, de qualquer tamanho. Prefiro o uso de uma cartolina com pelo menos 35 cm x 45 cm, mas a que você escolher serve.

Preparei o primeiro mapa do tesouro quando meus filhos tinham 4 e 7 anos. Tinha saído, havia pouco tempo, de meu emprego como supervisora de contas, em uma agência de relações

públicas e aberto minha agência. Acabávamos de nos mudar para uma casa nova, bem maior. Cerca de três meses após a mudança, meu marido perdeu o emprego. Tínhamos uma grande hipoteca para pagar e só havia um cliente. A coisa estava ficando feia. Foi quando criei meu primeiro mapa do tesouro. Recortei fotos de um carro novo, de uma revista – o nosso estava em más condições –, uma família em férias na praia, uma mulher sentada junto a uma mesa, em um belo escritório, crianças felizes, brincando com amigos, um homem e uma mulher jantando em um belo restaurante e uma mulher dentro de uma linda roupa de ginástica, exercitando-se em uma moderna academia. Acrescentei uma foto minha com meu marido, olhando-nos, felizes, e uma de cada um de nossos filhos. Depois recortei títulos que diziam: "Construindo os negócios do futuro", "Férias divertidas e relaxantes", "Em forma e feliz", "Relaxe e aproveite" e "Realize seus sonhos". Colei tudo isso no quadro, combinando os títulos com as fotos e recortes de revistas. Olhei para ele, já pronto, e isso me fez sorrir. Tudo que desejava para minha família e para mim havia acontecido.

Coloquei-o em minha mesa, em casa, e olhava para ele todas as manhãs, e todas as noites, por vários meses. Depois, ele desapareceu, mas não percebi que havia sumido até certa manhã, cerca de um ano depois, quando minha filha foi pegar uma bola atrás da mesa e o encontrou: "O que é isso, mamãe?" – perguntou. Olhei para ele e fiquei surpresa ao descobrir que havia encontrado o tesouro para o qual o mapa deveria me levar. Na verdade, todos os tesouros ilustrados, e seus títulos, haviam se concretizado.

Fui tomada por felicidade e surpresa. O mapa me ajudou a concentrar meu propósito naquilo que desejava e o

inconsciente entrou em ação. Havia transformado meu negócio em uma empresa de sucesso. Tínhamos comprado um carro novo, saído de férias com a família. Contratara um *personal trainer* e todos estavam saudáveis e felizes. Não estávamos mais preocupados com o futuro. O nome disso não foi passe de mágica, mas trabalho árduo. O mapa, assim como escrever minha visão, proporcionou-me um caminho e um rumo para concretizá-la e atingir as metas. Desde então, já fiz dois outros mapas do tesouro, que também foram bons motivadores para seguir adiante, montar novos negócios e realizar outros sonhos.

Divirta-se. Faça o seu mapa do tesouro para iniciar, transformar ou dar novo impulso à carreira e à vida. Você pode imprimir tudo direto da internet, achar ou montar as palavras, títulos, símbolos e fotos que ilustram o que deseja, além de acrescentar detalhes pessoais também. Pode achar representações perfeitas na internet, em sites como o Pinterest, entre outros. Na verdade, pode até criar o mapa no Pinterest, mas, de modo particular, prefiro um quadro portátil que possa carregar e colocar em qualquer canto, sempre à vista, como na mesa de trabalho, na penteadeira, na cozinha, ou outro lugar em que possa chamar minha atenção. Se você olhar para ele com frequência, seu cérebro e sua energia vão se mover naquela direção. E você encontrará o tesouro – uma carreira na qual se realize.

Aventuras profissionais da vida real

A melhor maneira de aprender como iniciar ou transformar uma carreira é a partir das experiências dos outros. Aqui estão duas histórias que darão a você muitas ideias do que é

possível conseguir, se estiver disposto e realmente a fim. Ambas se iniciam durante a faculdade e incluem vários estágios e progressos, cada uma em uma direção diferente.

A história de Josh

Foi no outono do ano 2000, durante meu primeiro ano na Universidade Estadual da Pensilvânia, em State College. Estava me especializando em Telecomunicações e, embora não frequentasse todas as aulas diariamente, fui para a aula de Vendas em Radiodifusão. Fiz aquilo porque adorava TV e meu professor trazia palestrantes interessantes, que compartilhavam histórias de bastidores da área. Em uma das aulas, o palestrante convidado era o gerente-geral da emissora de TV local, na região de Altoona-Johnstown. Depois dela, fui até ele e contei que estava interessado em um estágio de vendas em radiodifusão em sua emissora. Ele me disse que fosse até lá e que poderia fazer uma entrevista para um estágio. Imaginei que me daria bem na área, porque vendia coisas para meus pais desde os 8 anos. Consegui o estágio e, embora trabalhasse muito, fazia tudo com um sorriso nos lábios, sabendo que estava aprendendo o básico. Lia todos os documentos que organizava em pastas. Aprendi muito sobre venda de espaço em TV, ouvindo as conversas que o pessoal de vendas tinha com possíveis clientes, acompanhando as reuniões, às vezes. Dirigia duas horas por dia, três vezes por semana, para chegar à emissora, mas valia muito a pena.

Antes que o estágio terminasse, enviei meu currículo com uma carta de apresentação para a CBS Sports, em Nova York, como candidato a um estágio de verão, no departamento de Relações Públicas. Após duas entrevistas, consegui

o cargo. O estágio anterior me deu certa experiência para conseguir o seguinte. Passei o verão aprendendo sobre RP na transmissão esportiva. A empolgação foi incrível, embora tenha conseguido quebrar o queixo durante um passeio de fim de semana. Não pude falar durante metade do estágio, por causa dos pontos no queixo, mas ia trabalhar todos os dias, conseguia me comunicar por meio de anotações e me oferecia para fazer serviço extra. Queria provar ao chefe que nada me impediria de fazer o melhor que pudesse. De volta à universidade, no semestre seguinte, escolhi outra aula de comunicação e pude conhecer muito bem meu professor. Sempre ficava depois da aula, para conhecer os palestrantes. Ele me apresentou o gerente-geral de uma emissora de rádio local. Fiz-lhe algumas perguntas e, depois, arrisquei saber se havia alguma vaga na emissora. Para minha grande surpresa, ele me convidou para fazer uma entrevista para um cargo remunerado de executivo de contas, em período integral, depois de ter falado com meu ex-chefe na emissora de TV, em Altoona. Organizei meus horários para poder trabalhar de dia e frequentar as aulas à noite. Percebi que gostava muito mais de vendas do que de RP. A formatura estava chegando e, com indicação de meu ex-chefe na CBS Sports, obtive nova entrevista na rede, agora em Nova York, para o programa de treinamento em gestão de vendas. Com dois estágios na bagagem e um emprego em período integral vendendo espaço na rádio em State College, tinha muito mais experiência do que a maioria dos outros candidatos ao programa. E consegui.

Depois de concluir um programa de treinamento em gestão de vendas, uma espécie de MBA em vendas, fui

designado como executivo de contas para a afiliada da CBS, na Filadélfia. Durante todo esse período, mantive contato com todos os meus ex-chefes e com os colegas que fiz. Era o início da formação de minha comitiva, que se deu, mais ou menos, na época em que a internet estava começando a ganhar força. A bolha estourou e as empresas que estavam no mercado iam muito bem. Era apaixonado pela rede mundial e via aquilo como o futuro. Após um ano na Filadélfia, um de meus ex-colegas de trabalho da CBS, que tinha assumido um cargo em uma grande empresa digital, sugeriu que me candidatasse a uma vaga. Consegui o emprego. Na verdade, em pouco tempo, tornei-me diretor de vendas. Um contato leva a outro e, desde aquele primeiro emprego em vendas digitais, já trabalhei para duas outras empresas, cada vez maiores, e a cada mudança o cargo e o salário aumentaram. Agora, sou vice-presidente de vendas de uma importante empresa digital, na área de esportes. Com honestidade, adoro meu trabalho. Estou vivenciando minha paixão pelas vendas e pelos esportes.

Devo tudo às sólidas relações que comecei a construir na faculdade e continuei, durante toda a carreira. E, também, ao fato de trabalhar para valer, tomar iniciativas, sair de minha zona de conforto, avaliar as necessidades da empresa, elaborar um projeto e apresentá-lo ao chefe, sem ele ter me pedido. Aprendi que ser batalhador vale a pena. Você precisa se manter em contato com as pessoas e ir atrás do que quer. Enquanto isso, procuro sempre uma maneira de ajudar os outros. Já auxiliei muita gente de minha comitiva a arranjar um emprego e distribuí conselhos. Adoro a sensação de ter colaborado para o sucesso dos outros.

A história de Sara

Desde os 13 anos, sempre soube que queria seguir carreira no mundo das artes. No entanto, existem várias carreiras diferentes ligadas à área. Não sabia qual direção seguir. Adorava rabiscar modelos de roupas e até costurava algumas para as bonecas. Antes de entrar na faculdade, fiz meu primeiro estágio, que minha mãe me ajudou a conseguir. Foi em uma confecção de roupas. Uma das coisas boas de um estágio é que, muitas vezes, ele ajuda você a descobrir o que não quer fazer. Depois daquele estágio, soube que o ramo da moda não era para mim. Durante a faculdade, fiz estágios na Sony Music, na revista *Time Out*, onde escrevia sobre espetáculos, e depois em uma galeria de arte, no Soho (Nova York). Consegui os estágios por meio do centro de carreira de minha faculdade, a School of Visual Arts. Encontrei minha paixão em alguma dessas três empresas? Não, não e não.

Depois da formatura, mudei-me para Pittsburgh e consegui um emprego em um museu de arte. Meus estágios deram a experiência necessária para conseguir um emprego remunerado. Lá, aprendi que poderia riscar o trabalho em museus de minha lista de carreiras. Por enquanto, estava eliminando todas as carreiras que havia experimentado no mundo das artes. Voltei para Nova York e consegui um emprego de assistente de *design* na linha de acessórios, para a casa da ABC Carpet, uma das principais lojas de produtos do gênero nos Estados Unidos. Gostava do trabalho, mas a pressão era maior do que podia suportar. Encontrei o ambiente estressante, outra vez, em meu emprego seguinte, uma empresa de arquitetura e *design* de interiores, na qual trabalhava como assistente e era responsável pela biblioteca de

materiais. Nenhuma das funções era compatível com minha personalidade, mas aprendi bastante sobre o que adorava fazer. Em meu último emprego, fui encarregada de educar os *designers* sobre as últimas novidades em materiais e produtos. Adorei a parte educacional da função e me diverti treinando os estagiários. Descobri que gostava de ensinar.

Depois de perceber que lecionar poderia ser a coisa certa para mim, comecei a fazer uma atividade voluntária em meu tempo livre, para testar o interesse por uma carreira em educação artística. Após o trabalho, e nos fins de semana, passava meu tempo lendo para crianças deficientes. Tornei-me orientadora, trazendo projetos artísticos para a sala de aula, sem um currículo escolar formal. Percebi que adorava isso. Era a primeira vez que não estava brigando com minha carreira. Lecionar parecia algo natural para mim. Estava mais feliz que nunca. Pesquisei e descobri que precisava da licenciatura, então decidi voltar para a School of Visual Arts (em que fiz o bacharelado) para obtê-la. Depois disso, consegui um emprego de professora substituta em período integral, lecionando educação artística para crianças desde o jardim da infância até o sexto ano, em uma boa escola pública. Quando terminei, alcancei um emprego em período integral como arte-educadora em uma importante escola *charter*.[3]

Durante todas as minhas várias carreiras, os contatos sempre desempenharam um papel importante. Agora, percebo que construí uma sólida comitiva nos mundos do

3. Essas escolas recebem ajuda parcial do governo norte-americano e são administradas de forma independente. (N.T.)

ensino e das artes. De fato, esforço-me para manter contato com meus professores, educadores e artistas. Em todos esses anos, nunca abandonei meu amor pela cerâmica, trabalhando com regularidade em um ateliê, nos fins de semana. Lá conheci outros ceramistas e professores, e mantemos contato. Apresentei um de meus amigos ceramistas a um colega da faculdade, que trabalha no Museu de Arte e *Design*. Com o contato, ele se tornou artista residente do museu e me apresentou a uma escola na qual me tornei artista visitante. Todos sempre procuramos ficar atentos e ajudar uns aos outros a encontrar oportunidades.

Faço questão absoluta de enviar, na hora, bilhetes de agradecimento manuscritos às pessoas que me fizeram indicações e me ajudaram. Costumo manter uma lista de todos os que me apoiaram durante o ano e fazer cartões artesanais de boas festas para cada um deles. Quero que saibam quanto sou grata e, por meio dos cartões feitos à mão, que se lembrem de meu talento artístico. É uma maneira de me distinguir dos outros. Além disso, tenho um *blog* no qual mostro obras de arte interessantes de exposições e museus, cujos *links* são enviados às pessoas da lista. Possuo, também, um site, que mostra minhas obras. Ser artista atuante é importante para mim e me diferencia como professora."

Embora essas histórias sejam sobre pessoas na faixa dos 30 anos, a estratégia e os instrumentos que usaram para ter sucesso na carreira são válidos para qualquer idade. Todos têm uma história e a nossa continua a evoluir, junto com nossas carreiras. Algumas pessoas possuem uma visão clara de sua carreira, logo cedo, como Josh. Para outras, isso pode levar mais tempo, como no caso da Sara.

A história de Debra

Muitas pessoas seguem inúmeras carreiras, à medida que suas vidas transitam por diferentes paixões. Debra já vivenciou diversas. Começou no ramo atacadista de joias e pedras preciosas. Quando os filhos nasceram, passou um tempo integral voltado à criação deles. Depois que foram para a pré-escola, quis voltar a trabalhar, mas não mais no ramo da joalheria, que exigiria dela quarenta horas semanais.

Como mantinha relações com o pessoal do setor joalheiro, conversando com seus contatos, percebeu a necessidade de um fornecedor confiável de brindes de alto padrão. Abriu uma empresa de brindes corporativos para atender a essa necessidade. Com extrema criatividade, adorava descobrir artigos bonitos e interessantes para montar cestas de brindes temáticas e *kits* para todas as ocasiões. Tinha muito talento, tanto para a criação dos brindes como para as vendas, mas sua vida mudou, de novo. Dessa vez, foi o divórcio. Abriu mão de sua bela casa e se mudou para uma cidade grande, em um lugar ruim para um trabalho que exigia muito espaço para produção e armazenagem.

Outra carreira estava chamando Debra. Tirou licença para corretagem de imóveis e, mais uma vez, ia bem, até ser atingida pela recessão. Ela tinha grande interesse por Feng Shui e se tornara mestre na arte, enquanto estava no ramo imobiliário. Começou a oferecer seu talento no assunto aos clientes de imóveis, para ajudá-los a diferenciar suas propriedades e acelerar a venda de suas casas. Tudo isso ocorria enquanto o movimento ecológico surgia, o que parecia ser outra extensão da fusão entre a atividade imobiliária e o Feng Shui. A intuição de Debra, e o amor por todas as causas

ecológicas e naturais, levaram-na a buscar uma certificação LEED[4] de sustentabilidade, o que não era tarefa fácil. A conciliação de um estudo intensivo com a atividade imobiliária culminou no lançamento da EcoChi, uma nova empresa que combinou Feng Shui, ecologia, sustentabilidade e psicologia ambiental. Atualmente, seu negócio – junto com o livro *Eco-Chi: Designing the Human Experience* – reflete a integração das várias carreiras anteriores. Ela trabalha com incorporadoras e empreiteiras, levando a EcoChi até suas propriedades, para criar um ambiente relaxante, mais saudável e produtivo para seus empregados e clientes. Em suas diversas atividades, Debra sempre aplicou o *Link-se*, formando uma comitiva de pessoas que a apoiaram e ajudaram em sua transição de um negócio para outro. Constante, também, foi sua disposição para sempre ajudar os outros a ter sucesso na carreira. O apoio mútuo é a marca do sucesso para a maioria dos empreendedores.

Mudar e estabelecer uma nova carreira não é um processo fácil, mas sempre vale a pena. Algumas pessoas têm uma única paixão, constante ao longo de sua vida; outras, como Debra, têm várias delas, que evoluem junto com suas carreiras. Quanto mais cedo você descobrir sua paixão, ou o que lhe motiva, mais rapidamente poderá visualizar sua carreira. Uma vez que tiver sua visão definida, poderá construir relacionamentos que o levarão à própria comitiva – um grupo de pessoas que o ajudará a iniciar e desenvolver a carreira, enquanto você agirá assim, também.

---

4. Sigla em inglês para Líder em Energia e *Design* Ambiental. (N.T.)

FIQUE LIGADO: Cinco táticas para arrumar um emprego, abrir um negócio ou voltar ao mercado de trabalho

1. Se necessário, disponha-se a trabalhar ganhando pouco, ou nada, e fazer um estágio, ou trabalho voluntário, em uma associação ou entidade sem fins lucrativos, para adquirir experiência em uma área na qual você tenha interesse em iniciar ou retomar uma carreira.
2. Adquira conhecimentos sobre a carreira aspirada, fazendo cursos de nível superior ou ensino à distância e participando de *workshops*. Não se esqueça de fazer contato com pessoas novas, enquanto estiver aprendendo.
3. Participe de associações do setor para fazer contato com pessoas que possam lhe orientar e fazer parte de sua comitiva, obter conselhos e abrir portas.
4. Saia de sua zona de conforto e seja corajoso. Converse com as pessoas e experimente fazer coisas novas que lhe permitam viver sua paixão e sua visão.
5. Usando afirmações, mapas do tesouro ou pensamentos positivos, permaneça no caminho e concretize o desejo de iniciar, retomar ou dar novo impulso à carreira.

Capítulo 8

Aumente negócios e vendas com o *Link*-se

Independentemente da função ou do ramo de atuação, as competências que você adquirir lendo este livro vão ajudá-lo a atingir seus objetivos. Você está pronto para colocar o *Link-se* em prática e, quando fizer isso, dará passos gigantescos. Já sabe como construir sua marca pessoal, desenvolvendo e transmitindo sua visão para as pessoas que conhece. Aprendeu a sair e construir relacionamentos com gente de vários círculos de influência em seu sistema solar, até com quem você admira e ainda não está ao seu alcance. Descobriu como atrair e criar confiança por meio de táticas de comunicação, conversação e colaboração. Aprimorou as regras de etiqueta e incorporou novas maneiras de uso para as mídias sociais. Tanto conhecimento pode revolucionar seu negócio, sua carreira e seu trabalho cotidiano.

As competências do *Link-se* são necessárias na área de vendas ou desenvolvimento de negócios, em particular. Isso se aplica se você trabalha em uma pequena empresa, corporação ou entidade sem fins lucrativos ou, ainda, em seu próprio empreendimento ou consultoria. A estratégia do *Link-se* terá um papel importante no alcance de suas metas de vendas.

Para fechar um negócio, você precisa de um bom produto ou serviço, que corresponda às necessidades do cliente, além de um histórico e uma boa apresentação para contar seu enredo.

Contudo, não importa quanto os produtos sejam bons e a apresentação, sedutora, você não vai conseguir realizar uma venda se não tiver uma oportunidade. É aí que o *Link-se* faz a diferença. Não só pelo fato de os membros de sua comitiva lhe abrirem as portas previamente, mas também porque com esse endosso sua recepção será composta de braços abertos e por pessoas predispostas a fazer negócios com você.

Se você trabalha no terceiro setor, o *Link-se* é uma estratégia valiosa para angariar fundos. Os líderes corporativos são procurados para atuar em conselhos de entidades sem fins lucrativos, em especial graças às comitivas – que, em geral, têm os bolsos forrados de dinheiro e disposição para apoiar causas mútuas. Os diretores-executivos são contratados por causa de seus contatos.

Profissionais de vendas e desenvolvimento de negócios seguem uma das estratégias do *Link-se*, apresentada nos capítulos anteriores, com adaptações. Caso você esteja na área em questão, preste atenção às diferenças:

- Defina sua visão mirando as metas de negócios, e não as pessoais.
- Tire proveito da força de marketing da empresa ou da entidade que representa.
- Crie oportunidades de marketing, promovendo a si como um especialista ou um veículo de acesso à informação.

Sem os profissionais de vendas e desenvolvimento de negócios – às vezes chamados de representantes ou executivos de contas, entre outros títulos – não há negócio. Eles constituem o coração e a alma de uma organização, responsáveis pelo seu crescimento. Sem vendedores treinados e bem-sucedidos, uma empresa fica estagnada – sem clientes satisfeitos, fiéis e, principalmente, novos. Se não explorar novos caminhos em busca de outros clientes, a empresa perde a energia e a razão de ser. Desenvolvimento de negócios é um termo usado, muitas vezes, para: 1) encontrar novos clientes, 2) identificar novos mercados com novos clientes, ou 3) fazer alianças, acordos ou parcerias que resultem em novos clientes. Em vendas e desenvolvimento de negócios, o fim do jogo é um só – novos clientes.

Visão de desenvolvimento de negócios

Se sua meta é a atração de novos negócios, você deve iniciar pensando em uma forma diferente de declaração de visão – a de desenvolvimento de negócios.

Ela transmitirá seu compromisso e sua paixão pelo que está vendendo. Comece a formular essa visão, refletindo o

motivo de você ser vendedor de determinada empresa, ou – se você é empresário – por que montou seu negócio. No caso de uma entidade sem fins lucrativos, pense na diferença que você pode fazer angariando fundos.

Quando você associa sua visão ao que está vendendo, o ouvinte percebe com clareza seu comprometimento pessoal por trás do produto ou serviço.

Para iniciar a criação de sua visão de desenvolvimento de negócios, responda às seguintes perguntas:

- Por que resolveu trabalhar para a empresa que representa ou – se for o dono do negócio – por que abriu a empresa?
- O que o deixa orgulhoso do que faz?
- Que valor você traz para a vida de seu cliente? E, no caso de um produto ou serviço de uso corporativo, para o negócio de seu cliente?
- Como sua relação com o cliente faz você se sentir?
- O que mais poderia fazer pelo seu cliente para se sentir mais satisfeito?

Depois de responder às perguntas, volte ao Capítulo 2 e siga as sugestões apresentadas na parte 2 do “Teste de visão pessoal” e em seu “*Outdoor* pessoal”.

Eis um *exemplo* de uma declaração de visão de desenvolvimento de negócios de uma consultora financeira, cujo público-alvo era o das profissionais do sexo feminino: “Estou comprometida em ajudar as profissionais do sexo feminino a se tornarem autossuficientes financeiramente, para que possam realizar seus sonhos. Faço isso oferecendo a elas a educação financeira necessária para garantir seu futuro”.

Nessa declaração de visão, ela expressa o que a deixa orgulhosa do que faz e o valor que traz para suas clientes. A declaração é útil para atrair uma comitiva (e, em longo prazo, um cliente), porque a consultora já não está só vendendo produtos financeiros, mas uma aspiração maior de fazer diferença no mundo, além de ajudar suas clientes.

Ser capaz de associar sua visão a um contexto maior ou a um objetivo de longo prazo é uma maneira importante de conquistar comentários positivos e fidelidade.

Sua comitiva: uma fonte de indicações

Depois que tiver criado sua declaração de visão, compartilhe-a de forma natural e agradável com sua comitiva. Quando você ficar inspirado por ela, é provável que isso também ocorra com sua comitiva. Talvez você nem precise pedir indicações a seus membros. Eles podem ficar tão inspirados, que talvez sugiram pessoas conhecidas que se beneficiariam de seu produto ou serviço. Se não fizerem sugestões espontâneas, não há nenhum problema em perguntar. Afinal, vocês já construíram uma relação de confiança ao longo do tempo. Eles fazem parte de sua comitiva e vocês estão se apoiando uns aos outros. Ao pedir indicações, há várias maneiras de abordagem. Aqui estão algumas formas de iniciar a conversa, que podem deixá-lo mais à vontade para pedi-las:

- Cite um exemplo de como seu produto ou serviço está fazendo diferença na vida ou no negócio de

alguém e diga à comitiva que está procurando mais pessoas/empresas às quais possa ajudar.

- Saiba da comitiva quais são seus objetivos para este ano. Ouça com atenção e sugira ideias ou indique pessoas que possam lhe ajudar a atingir as metas. Então, diga que um dos seus planos é expandir os negócios até determinado ponto. É bastante apropriado falar sobre qual seria um cliente ideal e, em seguida, perguntar se conhecem alguém que se encaixe na descrição.
- Conte que seus negócios crescem, em especial, por meio da propaganda boca a boca. Depois, pergunte à comitiva se ela consegue pensar em alguém que se beneficiaria com o que você faz ou oferece. Se houver interesse em algum contato específico, questione sobre aquela pessoa ou empresa. Caso a resposta seja afirmativa, saiba se há condições de uma apresentação.
- Pergunte sempre quais são as novidades nas empresas ou nas carreiras dos membros, primeiro. Se você está no ramo de serviços, isso abre uma porta para você contar sobre alguns projetos que já realizou. Assim, você pode lhes dizer que, com a conclusão destes, enfim, terá tempo para oferecer seus serviços a novos clientes, e sondar se eles conhecem alguém (ou alguma empresa) que poderia se beneficiar de seus serviços.

É a propaganda boca a boca que impulsiona os negócios hoje em dia. As pessoas estão mais propensas a comprar

um produto ou utilizar um serviço quando ele é sugerido por alguém que elas conhecem.

As indicações são uma forma natural de trazer novas oportunidades para um negócio. Elas são obtidas por meio do uso das competências aprendidas neste livro para construir relacionamentos sólidos. Você conseguirá indicações quando mantiver relações duradouras e os outros tiverem coisas maravilhosas para dizer a seu respeito.

É preciso dotar as pessoas de um "microfone" para elogiá-lo. Quando você aplica o *Link-se* e se comunica com clareza, adquire o controle total do processo. Existem várias maneiras de continuar recebendo indicações:

- Mantenha sua comitiva atualizada com histórias positivas sobre você e sua empresa – via *newsletter* ou e-mails periódicos.
- Salpique sua conversa – de forma natural – com histórias pessoais de como está ajudando seus clientes, ou seja, estudos de caso informais sobre quanto eles estão sendo beneficiados.
- Não tenha medo de autoelogios, mas aprenda a fazer isso com sutileza e sempre pergunte e cumprimente os outros por suas conquistas.
- Convide-os para participar de um *workshop*, evento especial ou curso *on-line* sobre seu produto ou serviço, que você esteja apresentando. Diga-lhes que gostaria de ouvir a opinião deles sobre seu desempenho e não apenas terá um parecer valioso, como também, ao final do evento, eles terão uma compreensão clara do que você faz.

- Nunca dê a impressão de estar "vendendo seu peixe" à comitiva. Fale com modéstia e humildade sobre suas conquistas.

Quando os outros compreenderem com clareza sua visão, ficarão pensando em você, e quando encontrarem alguém que possa se beneficiar, eles o indicarão. Não se esqueça de seguir as "Regras da atração" e as "Regras de etiqueta da comitiva" contidas nos capítulos anteriores, não apenas com ela, mas também com as indicações que receber. As táticas de comunicação do livro se aplicam também a clientes em potencial. Embora essas relações, em geral, sejam comerciais, é melhor que não as trate dessa forma. Cuide de todo contato como um potencial membro de sua comitiva e você descobrirá que sua rede de conexões crescerá.

Como dona de meu pequeno negócio – uma agência de marketing e relações públicas, nos anos 1990 – era diretora, chefe de operações, gerente financeira e de vendas. Como mencionei nos capítulos anteriores, o *Link-se* foi a principal estratégia responsável por transformá-la em um empreendimento milionário. Consegui os melhores resultados com meu envolvimento em grupos. Conheci muitas pessoas ali que se tornaram parte de minha comitiva. Aprendi, ao longo de vários anos, que era capaz de transformar a maioria das indicações, contatos e apresentações – que vinham de minha comitiva – em clientes.

Participei com afinco de um grupo de apoio formado por quinze empresárias, durante mais de três anos. Em cada reunião, todas compartilhavam o que acontecia em suas empresas e diziam ao grupo qual o tipo de indicações que

necessitavam. Costumávamos, também, encontrar-nos em separado, para construir relacionamentos individuais e ter uma compreensão clara do valor que trazíamos aos clientes. Várias pessoas do grupo se tornaram membros de minha comitiva. Por meio desse processo, fui indicada para diretores de marketing de grandes empresas, como a Saab Cars e a BBC America, que se tornaram grandes contas. Foi com a relação de confiança que construí como membro do grupo que obtive as indicações.

Por causa do envolvimento em outra associação profissional, construí um relacionamento com um banqueiro influente de uma instituição financeira, oferecendo-me para trocar ideias com ele sobre a abertura de uma nova agência. Minha disposição para ajudá-lo nos levou a várias conversas, a partir das quais ele pediu que minha empresa fizesse uma proposta de negócio.

Conquistei muitos outros clientes, graças ao *Link-se*, entre eles, uma importante companhia de seguros, uma bela feira do setor joalheiro, o Platinum Guild International e a American Express OPEN. Esta última era um dos patrocinadores da divisão da Associação Nacional de Mulheres Empresárias em Nova York. Como presidente dessa divisão, convivia de perto com os patrocinadores, para garantir que recebessem valor por seu patrocínio e, ao fazer isso, construí sólido relacionamento com o diretor de comunicação da Amex®. Como mencionei no capítulo anterior, quando as pessoas o veem em ação por meio de seu trabalho voluntário, você tem a oportunidade de lhes mostrar seu comprometimento e sua eficiência. Desse modo, elas ficam predispostas a querer fazer negócios com você.

Foi o que aconteceu comigo. Com os relacionamentos, compreendi os objetivos da empresa e os ajudei a avançar em direção a eles. Depois que deixei o cargo de presidente, fiz uma proposta para continuar ajudando a American Express a atingir seu objetivo de conscientização das mulheres empresárias. Minha empresa foi contratada e trouxemos resultados. Um ano depois, aproximei-me deles, de novo – desta vez oferecendo a oportunidade de patrocinar o Women's Leadership Exchange, organização que havia fundado pouco tempo antes. Elaborei com muito cuidado uma proposta que mostrava como o patrocínio do WLE continuaria a desenvolver o que havia sido realizado. Eles concordaram com ela. O que possibilitou tudo isso foi uma recomendação do diretor de comunicação – que, nessa altura, já estava em minha comitiva. Foi um sólido relacionamento que havia sido construído dois anos antes e que continuou a prosperar, com o *Link-se*.

Marketing para desenvolvimento de negócios

Os Capítulos 3, 4, 5 e 6 têm valiosas táticas de marketing que se aplicam também às estratégias de vendas e desenvolvimento de negócios. Seguem mais alguns pontos, de particular importância, para quando se reunir com um cliente em potencial:

Habilidades de escuta e apresentação – A importância de escutar foi enfatizada no Capítulo 4 e é uma habilidade crucial, em especial para vendas. Quando um membro de sua comitiva recomenda um possível cliente, você precisa conhecê-lo como faria com um potencial membro dela.

Considere o seguinte:

- As pessoas querem fazer negócios com alguém em quem confiam e por quem sentem afinidade. Conheça-as primeiro. Faça perguntas sobre seu negócio e sua vida, e escute-as com atenção. Não espere fazer uma venda na primeira conversa.
- Espere pelo menos três conversas antes que as pessoas tenham confiança e decidam fazer negócios. Com mulheres, pode levar mais tempo.
- Tome notas. Isso demonstra aos clientes em potencial que o que eles estão compartilhando é importante para você.
- Aprenda mais sobre as necessidades de seu cliente, problemas e deficiências, para que possa abordar qualquer um desses itens quando for sua vez de falar.
- Seja bom em apresentar, conversar e falar. Pratique sempre.
- Nunca venda. Em vez disso, eduque. A maneira como fala e entremeia sua visão na conversa é importante. Embora possa compartilhar informações sobre seu produto ou serviço, não o venda. Ao apresenta-los, ofereça sempre duas ou três opções ao cliente. Se não oferecer opções, ele será obrigado a falar com um concorrente. Todos querem ter opções.

Construa sua marca pessoal para aumentar a receita – No Capítulo 3, apresentei coisas que *não* deveriam ser feitas para recrutar uma comitiva. Entre elas:

(1) Não precisa postar-se diante de uma sala e fazer uma apresentação rápida.

(2) Não necessita dar palestras.

Embora isso continue válido, ao recrutar a comitiva para sua visão pessoal, *incentivo-o a fazer as duas coisas, se estiver atuando no desenvolvimento de negócios*. Afinal, seu sustento está em jogo. Na área de vendas, você precisa se expor. Portanto, aqui estão várias sugestões para aumentar a visibilidade, de formas não mencionadas nos capítulos anteriores:

1. *Prepare uma apresentação rápida* – Adapte sua visão de desenvolvimento de negócios a uma apresentação rápida, também conhecida como "discurso de elevador". Quando se atua em vendas, é preciso estar preparado para apresentar o negócio com rapidez, a qualquer momento, como se estivesse dentro de um elevador e tivesse poucos minutos para convencer alguém. Memorize o discurso e fique preparado para apresentá-lo diante de um grupo. A propósito, a declaração de visão e a apresentação rápida podem ser quase iguais.

2. *Eduque seu público-alvo* – Não me refiro a educá-los sobre o funcionamento de seus produtos ou serviços. Em vez disso, use sua experiência para educar sobre assuntos relevantes, que vão expandir seus conhecimentos e ajudá-las, pessoal ou profissionalmente. É o primeiro passo para tê-las como clientes. Por exemplo, se você é corretor de valores, não as eduque sobre sua empresa ou sobre ações específicas que deveriam comprar. Ao contrário, eduque-as sobre as estratégias do mercado de ações e quais foram as melhores nos últimos dez anos, segundo as pesquisas. Procure oportunidades de informar os outros sobre tendências, pesquisas e estratégias em sua categoria específica. Você pode educar por meio de vários canais de comunicação – dicas nas mídias sociais, *links* para artigos, *blogs*, informativos técnicos,

workshops, seminários pela internet ou palestras. Lembre-se: se parecer que está vendendo, ou soar como se fosse isso, você estará vendendo. Não venda, eduque.

3. Pprepare-se para apresentar palestras – Você não precisa falar diante de grupos, mas, se fizer isso, terá uma enorme vantagem. Desenvolva vários tópicos para palestras que lhe permitam apresentar a experiência de sua empresa, sem vender. Seja o especialista para que possa falar sozinho ou em uma mesa-redonda, ou talvez ser o mediador. Todas as três oportunidades vão melhorar seu perfil e fazer as pessoas se interessarem por quem é você, o que faz e o que vende (sem vender).

4. Ofereça valor agregado – Depois de ouvir seus clientes atuais ou potenciais, você já aprendeu sobre suas necessidades e também sobre alguns de seus interesses e suas paixões. Quando os encontrar ou falar com eles, esteja preparado para convidá-los para algum evento que possam apreciar. Pode ser uma das próximas reuniões da associação, um *workshop*, uma partida de golfe, um evento social ou uma conferência. Ao fazer um convite assim, você mostra que está interessado neles *não apenas* como clientes, mas também para um relacionamento informal. Eles vão apreciar muito isso. Você está demonstrando que se importa e as pessoas querem fazer negócios com quem se importa com elas. Considere também a possibilidade de convidar o membro da comitiva que os indicou a você. É sempre bom reforçar o relacionamento com ela e incentivá-la a continuar mandando negócios para você.

5. Acompanhe o pós-venda – Quando se fecha uma venda não há um fim de ciclo; apenas o próximo estágio. Três vezes mais tempo e energia é gasto para conquistar um novo

cliente do que para manter um antigo. Você quer que a relação continue e ele se torne seu cliente para o resto da vida. Se já construíram um bom relacionamento, então, além de continuar comprando seus produtos ou serviços, ele pode se tornar uma fonte de indicações. E, melhor ainda, talvez um novo membro de sua comitiva. Você já sabe como fazer isso, então vá em frente e faça acontecer.

FIQUE LIGADO: Cinco táticas para aumentar as vendas

1. Escreva uma declaração de visão de desenvolvimento de negócios e pratique até que ela saia de seus lábios com naturalidade. Se ela não o empolgar, escreva outra.
2. Peça à comitiva sugestões e indicações que o ajudem a desenvolver novos negócios.
3. Prepare vários tópicos para palestras que lhe deem a chance de se apresentar como especialista em sua área, para educar seu público-alvo – e não para vender.
4. Pratique falar diante de um grupo, oferecendo-se para dar palestras gratuitas em alguns eventos pequenos ou crie seu evento em uma sala de conferências ou salão privativo de um restaurante.
5. Acompanhe com regularidade seus clientes atuais e potenciais. Saiba como estão e pense na possibilidade de lhes convidar para um evento local.

Capítulo 9

Livre-se da prestação de contas e aumente sua comitiva

A prestação de contas gera capacidade de resposta.

— Stephen R. Covey

O termo "prestação de contas" em geral está associado aos mundos financeiro e corporativo, assim como à política. O conselho administrativo deve prestar contas aos acionistas. Os membros do Congresso devem prestar contas aos cidadãos que os elegeram. Os líderes devem prestar contas aos que o escolheram, à sua comunidade ou a quem quer que eles se reportem.

Como líder de sua vida, você deve prestar contas a si mesmo.

Prestar contas significa ser responsabilizado por suas ações e decisões. Quando se tem uma comitiva, ela se dá de outra maneira. Se você deixar de tirar proveito das indicações e dos contatos que sua comitiva faz em seu nome, seus membros decerto ficarão decepcionados e ela logo deixará de funcionar de modo eficaz – não haverá mais indicações,

apoio ou conselhos grátis. Se você aproveitar as indicações, mas deixar de informar os resultados para ela, impossibilitará que saiba que você tomou uma atitude. Ela deixará de ser receptiva e ainda colocará em risco sua reputação.

A questão fundamental é que você precisa entrar em contato com as pessoas indicadas por sua comitiva. Se não vai fazer isso, explique o motivo. Podem haver boas razões – seus planos ou objetivos mudaram, você tem uma emergência na família etc. A comunicação é tudo: mantenha sua comitiva sempre informada.

Entre nós alguns são excelentes em prestar contas aos outros, mas incapazes de prestar contas a si. Muitos são ótimos para absorver o conhecimento que leem em livros e artigos, ou aprendem em seminários e *workshops*. Entretanto, quantas vezes põem a informação em prática, aplicando-a na própria vida? É provável que tenhamos as melhores intenções, mas a vida nos impede, às vezes.

Como prestar contas aos outros

Construir *networks* de relações duradouras é uma estratégia crucial para o desenvolvimento pessoal e de negócios. O seu o ajudará a ganhar visibilidade e credibilidade, e prestar contas aos outros é a parte central da estratégia. Faça o que você diz que vai fazer. E o faça dentro de um prazo razoável. Informe às pessoas que fez o que prometeu, para que saibam que você fez. Se, por algum motivo, não o fizer, explique isso a elas, para que não esperem que faça. Honre seus compromissos.

Por que é difícil para muitas pessoas prestar contas aos outros? Talvez porque elas tenham poucos exemplos. Como se sente quando alguém diz que vai fazer determinada coisa e você espera um grande tempo para que a pessoa cumpra o prometido? Podemos ficar magoados ou zangados. Sentir que não somos importantes. Com certeza, isso não causa uma boa impressão sobre o relacionamento. Quando somos crianças e as pessoas não cumprem o que prometem, acostumamo-nos a isso e achamos normal não prestar contas aos outros. Depois, acabamos repetindo o fato.

Entretanto, quando as pessoas cumprem o que afirmam, tem início uma relação de confiança. Isso nos faz confiar no outro e em nós, crucial para desenvolver um relacionamento sólido. Quando cumprimos o que prometemos, é provável que o outro nos trate assim. Às vezes você pode exagerar na promessa. Em sua ânsia de ajudar, pode se oferecer para apresentar alguém que esteja muito ocupado ou não tenha interesse no encontro. Se isso ocorrer, dê um retorno à pessoa inicial e peça-lhe desculpas. Nunca faça aquela que não foi capaz de atender ao pedido parecer culpada, apenas diga a verdade. Talvez você conheça outra pessoa que possa ser útil para ela, ou possa ajudá-la de outra maneira. Não se preocupe: isso acontece.

Como você pode prestar contas à comitiva?

Quando alguém de sua comitiva lhe apresentar a um novo contato, que pode levá-lo a um cliente, um novo emprego ou trazer informações valiosas, agradeça-lhe de imediato a indicação. Além disso, mantenha-o informado sobre o resultado de seu contato. Às vezes, o contato pode não ter resultado nenhum. Mesmo que não resulte em nada, agradeça ainda

assim. Na verdade, se a pessoa que lhe indicaram não responder seu contato, é importante que a fonte da indicação saiba. No entanto, antes de dar retorno à fonte, lembre-se da regra das três tentativas, apresentada no Capítulo 5.

Tente entrar em contato com a pessoa por três vezes, antes de desistir. Ela pode estar ocupada, viajando, ou seu e-mail pode ter caído em uma pasta de *spam*. Após as três tentativas, conte a quem lhe fez a indicação que não teve resposta. É provável que ele vá procurá-la de novo, em seu nome. Se ainda assim não fizerem contato, é porque não era para acontecer. Em contrapartida, na maioria dos casos você fará contato com a nova pessoa e grandes oportunidades poderão surgir daí. Não se esqueça de manter a comitiva informada.

Como prestar contas a si mesmo

Você pode achar mais difícil prestar contas a si do que aos outros. Se for esse o caso, talvez seja porque se coloca no final da lista e considera todos mais importantes. Assumir compromissos com você e depois não os cumprir é um sério problema. Quando se faz isso, não se respeitam as próprias metas, a missão e a visão, tão importantes. As contas prestadas a si estão entremeadas das que são prestadas aos demais.

Comece cada dia ou semana fazendo uma intenção por algo que você deseja realizar. Anote e coloque em algum lugar em que possa ver, durante o dia todo – no computador, no espelho, em qualquer lugar de destaque para seu campo de visão.

Assuma a responsabilidade de prestar contas a si e aos outros, fazendo uma lista. Relacione todas as pessoas com quem

você se encontrar e mantenha registro dos bilhetes de agradecimento que enviar, dos *follow-ups*, dos e-mails ou currículos que enviar. Não se esqueça de incluir as pessoas a quem sua comitiva o apresentou. Isso o ajudará a se lembrar de mantê-los informados de cada progresso e dos resultados obtidos com suas indicações ou conselhos. Anotando tudo, você verá o valor de sua comitiva e quanto ela está fazendo diferença em sua vida. Criei uma "Planilha de contatos do *Link-se*", que você pode usar para controlar suas reuniões, *follow-ups* etc.Veja o modelo a seguir.

Reunião Data/ Hora	Contato Nome/ Cargo	Fone/ E-mail	Endereço para correspondência	Data de envio agradecimento	Comentários

Tabela 9.1 – Planilha de contatos do *Link-se*

Não se esqueça de relacionar as pessoas que você está ajudando. Essa é uma parte importante de ter uma comitiva de apoio. Se não registrarmos tudo, preto no branco, podemos não perceber quanto estamos ajudando os outros e vice-versa. É importante identificar o fluxo de apoio e seus resultados. É um bom reforço para continuarmos a formar nossa comitiva.

Não se comprometa demais nem de menos

Algumas pessoas têm receio de se comprometer com qualquer coisa e outras o fazem em excesso. Isso afeta sua

capacidade de prestar contas aos outros e a si mesmas. Em que grupo você se encaixa?

Aqueles que demoram muito para tomar uma atitude podem se enquadrar em qualquer uma das categorias. Se você é do tipo que não gosta de se comprometer, pode ter certo receio de fazer contato com as pessoas, como aquele vendedor que nunca pede a venda. Claro que isso é assustador, mas, se quiser atingir suas metas, precisa reunir coragem e se relacionar com as pessoas (ou, no caso do vendedor, pedir a venda). Lembre-se do Leão Covarde de *O Mágico de Oz*. No fim, ele reuniu coragem e foi em frente. Para concretizar sua visão, como em Oz, lute contra o medo e peça o encontro.

Se você é do tipo que se compromete demais, talvez diga que vai fazer muita coisa em pouco tempo. Por conseguinte, fica sem saber o que fazer primeiro. Quando estamos sobrecarregados, às vezes, acabamos ficando paralisados. Quando temos muita coisa a fazer, e prometemos fazê-las logo, não sabemos o que fazer primeiro. Fica difícil estabelecer prioridades. E acabamos não fazendo nada. Já passei por isso.

Se você é assim, deve se oferecer para fazer muita coisa em um prazo imediato. De fato, gosto de colaborar e ajudar os outros, e não quero parar – nem deveria, pois é assim que uma comitiva funciona. Estou aprendendo a lidar com o hábito de me comprometer demais, pois não quero que minha comitiva pense que não sou confiável. É melhor não prometer as coisas de imediato. Em vez disso, ao oferecer ajuda, diga às pessoas que sua agenda está muito corrida naquela semana e/ou na seguinte, mas que dentro de quinze dias cumprirá o prometido. Pergunte se assim está bem para elas.

Se me dizem que precisam disso antes, respondo que farei todo o possível para conseguir. Se for urgente para valer, darei um jeito de atender ao pedido. Às vezes, isso implica renegociar algum outro compromisso assumido. Eles podem ser mudados, mas não ignorados. Desde que mantenha a pessoa informada e explique por que precisa alterar o prazo, você continua sendo confiável.

Se você é do tipo que não se compromete demais nem de menos, assim como na história de *Cachinhos dourados e os três ursos*, você está "perfeito". Tudo que precisa fazer é honrar seus compromissos e passar isso adiante. Com honestidade, a maioria não é "perfeita", porque somos humanos. Por isso, é importante olhar para si com franqueza e tentar melhorar o que for preciso.

Como administrar seu tempo e se manter organizado

1. Se estiver trabalhando, reserve pelo menos trinta minutos por dia – ou uma hora a cada dois dias – para formar sua comitiva; se não estiver trabalhando e quiser trabalhar, passe pelo menos duas horas por dia se dedicando a atividades relacionadas ao *Link-se* e você vai progredir mais depressa.
2. Faça uma lista de "Coisas a fazer"para poder acompanhar seu progresso no *Link-se*. Sublinhe as atividades mais importantes e marque cada uma delas, à medida que forem concluídas. Termine a semana recapitulando tudo o que realizou e reconhecendo

seu esforço. Se não foi uma semana de muitas realizações, não se culpe e se comprometa a fazer mais na seguinte.

3. É evidente que você é uma pessoa muito ocupada e que pode achar que não tem tempo para planejar e executar táticas. Cada um precisa descobrir o que funciona melhor para si, mas, para a maioria das pessoas, ajuda acordar um pouco mais cedo que o normal ou – se for do tipo noturno – diminuir o horário de TV e usar o tempo para planejar táticas e enviar e-mails. Lembre-se: para maximizar a eficácia do *Link-se* é preciso persistência.
4. Mantenha-se organizado, fazendo um diário pessoal com suas listas de "Coisas a fazer", anotações sobre todas as conversas com potenciais membros da comitiva etc. A "Planilha de contatos do *Link-se*" pode ser útil para registrá-las. Já apresentei um modelo neste capítulo do livro.
5. Tenha sempre à mão cartões impressos e carimbos de agradecimento, para que possa enviar seus bilhetes de agradecimento rapidamente.

O que você pode esperar da comitiva

Às vezes, as pessoas que a compõem podem não fazer o que disseram que fariam. Na maioria dos casos é porque, como muitos de nós, eles também costumam se comprometer de mais ou de menos. Uma das maneiras de ajudar a comitiva é

lembrá-las do que foi prometido, incluindo isso, com gentileza, no bilhete de agradecimento que enviar depois da conversa. É fácil, basta acrescentar algo como: "Agradeço muito você ter se oferecido para [detalhes específicos sobre sua indicação, conselho, etc.]. Espero que..."

Quando recebo um bilhete de agradecimento cheio de detalhes, sempre o aprecio, em especial depois de um dia muito agitado. Convenhamos: às vezes deixamos escapar alguma coisa.

Se você perceber que alguém de sua comitiva não está fazendo o que disse que faria em uma semana, ou no prazo prometido, não faz mal enviar um lembrete gentil. Pode-se esperar, com paciência, e se nada se resolver em duas semanas, deve-se enviar um último lembrete. Após três semanas, se a pessoa ainda não tiver feito aquilo, é provável que não vá fazer. Se ela deixar de cumprir mais de um compromisso, talvez NÃO deva fazer parte da comitiva. Embora possa gostar dela, não pode contar com ela. Lembre-se, uma comitiva é uma via de mão dupla. Você precisa cumprir o que promete, e os outros também.

Só porque alguém não honrou um compromisso, não significa que você não deva honrar o seu com ele. Talvez possa mostrar como se constrói uma relação real.

Crie uma estratégia para prestação de contas

Em se tratando do *Link-se*, é com uma estratégia que se obtêm resultados. Para ter sucesso, é importante elaborar um plano e administrar o tempo de acordo com ele. Analise suas

forças e fraquezas no que se refere a prestar contas aos outros e a si. Procure fazer pequenos progressos a cada dia, mas não seja muito severo consigo. Não é fácil mudar. Preste atenção ao que diz e veja se não está se comprometendo demais, ou muito pouco. A "Lista de coisas a fazer", a seguir pode ajudá-lo na prestação de contas. Reserve um tempo no início ou no fim do dia para avaliar como está indo.

FIQUE LIGADO: Lista de coisas a fazer – prestação de contas

1. Mantenha um diário ou uma pasta em seu computador para acompanhar o progresso no *Link-se* e na formação de sua comitiva.
2. Use uma folha separada para cada pessoa com quem se encontrar – identifique-as com uma letra C, se quiser que façam parte de sua comitiva; mantenha um registro do que dizem que vão fazer por você, do que está fazendo por elas, das notas de agradecimento enviadas com suas respectivas datas, dos *follow-ups* etc. Isso ajudará no controle, sem dificuldade.
3. Sempre dê retorno às pessoas quando prometer, ainda que não façam isso com você.
4. Pense de que maneira pode ajudar os membros de sua comitiva a atingir os objetivos e, depois, ofereça-se para fazer isso.
5. Se você está estressado porque tem muita coisa a fazer, não prometa a alguém fazer algo de imediato. Estabeleça um prazo razoável, que acredita poder cumprir – conceda-se alguns dias ou semanas no futuro, para atender seus compromissos. Ou seja, não prometa demais.
6. Mantenha os membros de sua comitiva informados sobre seu progresso – você pode fazer isso por meio de um e-mail com cópia oculta (Cco) para todos.
7. Em seus comunicados por e-mail à comitiva, pergunte sempre sobre seus membros e seu trabalho. Ofereça-se para ajudá-los no que for possível.

Capítulo 10

Passe adiante

Para aumentar a autoestima e a confiança, faça bem aos outros.

A última parte do processo do *Link-se* é passá-lo adiante.

Isso significa fazer alguma coisa boa por alguém, em resposta a uma boa ação praticada em seu nome. Contudo, ao passá-la adiante, não retribua à pessoa que fez algo por você. Em vez disso, faça algo de bom para outra pessoa. E a gentileza deve ser feita sem esperar reconhecimento.

Dizem que o conceito de "passar adiante" surgiu no ano 317 a.C., na antiga Atenas, em uma peça de teatro chamada *O misantropo*. Benjamin Franklin teria voltado a praticá-lo, em 1784, e Ralph Waldo Emerson escreveu sobre ele, em 1841, em seu ensaio *Compensação*. Outros livros já abraçaram a causa – *Entre planetas*, de Robert A. Heinlein,

publicado em 1951, gerou a Heinlein Society, uma organização humanitária. O livro de Ray Bradbury, *O vinho da alegria*, de 1957, também aborda o tema.

Talvez o mais conhecido seja o romance *Tributo ao amor*, de Catherine Ryan Hyde, publicado em 2005 e depois adaptado para o cinema com o título *A corrente do bem*. Ele descreve o ato de passar adiante como uma obrigação de fazer três boas ações aos outros para retribuir cada boa ação que recebemos. Uma exigência é a de que essas ações devem realizar coisas que o outro não conseguiria realizar sozinho, triplicando as boas ações pela sociedade, em progressão geométrica. O romance levou à criação de um movimento social com o sonho de fazer do mundo um lugar melhor.

O poder de se doar

A maioria de nós experimenta o poder de fazer coisas boas aos outros, de vez em quando. Nossa vida é tão agitada, que mal temos tempo de nos cuidar. Em raras ocasiões, deixamos de pensar em nós e no que precisamos para fazer algo de bom a outra pessoa. Curiosamente, quando paramos um momento para ter essa atitude, muitas vezes somos mais recompensados do que a pessoa a quem concedemos a gentileza. Poucas atividades são tão estimulantes e proporcionam tanta satisfação como fazer algo especial por outra pessoa. É ainda mais gratificante quando elas ficam totalmente surpresas com o gesto.

Um dia desses, fui levar minha filha até a estação ferroviária. Vi duas senhoras que pareciam tristes e desorientadas. Saí do carro e perguntei se podia ajudá-las. Elas me disseram

que tinham tomado o trem para fazer uma visita de condolências a uma família, que morava a cerca de 25 minutos da estação. Esperavam pegar um táxi, quando descessem do trem, mas não havia nenhum por perto. Sabia que nunca havia táxis naquela estação e, se fosse chamar um para elas, é provável que ficassem esperando um bom tempo na estação deserta. Resolvi me oferecer para levá-las. Hesitei no início, porque perderia cerca de uma hora e tinha a agenda bem cheia. Entretanto, no momento em que tomei a decisão de ajudá-las, logo me senti feliz. Parei de me preocupar com o que não ia fazer e comecei a me sentir bem com minha decisão. Nem preciso dizer que a hora de trabalho perdida não fez grande diferença em meu dia, e fui recompensada com uma sensação de alegria.

Você pode ficar surpreso – como fiquei – ao descobrir que um simples gesto de bondade, feito por um ser humano a outro, melhora seu sistema imunológico e aumenta a produção de serotonina. Ela é um neurotransmissor produzido pelo corpo, associado à sensação de bem-estar e, no cérebro, age como uma via de prazer. A serotonina tem um efeito calmante, regula o humor e combate a ansiedade. Por isso, quando fazemos o bem, ela entra em ação. O fato científico apresenta um motivo baseado em pesquisas para praticarmos o bem. No entanto, todos sabemos que temos nossa maior recompensa quando o gesto vem do fundo do coração.

Link-se: uma visão de mundo

Ter uma comitiva faz com que tenhamos sempre algo a receber. Ela nos oferece conselhos, novos contatos, indicações e

recomendações a clientes. Como já mencionei ao longo de todo o livro, o processo do *Link-se* só funciona quando é visto como uma via de mão dupla. Uma comitiva não apenas proporciona coisas boas, como também oferece uma oportunidade única de retribuir. Fazê-lo para sua comitiva, e para outros que não fazem parte dela, é uma maneira de colaborar em nome do sucesso mútuo.

Quanto mais aplicarmos o *Link-se*, mais fortes serão nossas relações – e mais pessoas farão parte de nossa comitiva. Sim, isso aumenta o número de oportunidades de transformarmos a visão em realidade. O outro lado da moeda é que também temos muito mais oportunidades de fazer bem aos outros e ajudar a tornar concretas as visões deles. Acredito que, se todos nos concentrarmos em formar comitivas usando a estratégia do *Link-se*, podemos de fato mudar o mundo. Já imaginou se pudéssemos reduzir o estresse, a raiva, a fome, a doença, o medo e a guerra e substituir por paz, saúde, confiança, alegria e amor – usando o poder mútuo de se doar?

A filosofia de passar adiante em ação

Um elemento crucial do sucesso e da felicidade de alguém é ativar sua filosofia de "passar adiante". Essa generosidade deve ser dirigida à comitiva, às outras pessoas de seu círculo, à família, aos amigos e até aos desconhecidos que encontrar por acaso. Você pode ativar a filosofia de "passar adiante" por meio de gestos espontâneos de bondade e também de planos mais premeditados de fazer bem aos outros.

Do mesmo modo que procura mentores, ofereça-se para ser o mentor de alguém que precise de uma pessoa com a sua experiência para progredir na carreira, melhorar o desempenho no trabalho ou no pequeno negócio. Ou reúna um grupo de pessoas que se beneficiariam se se conhecessem e incentive-as a se ajudarem mutuamente, tendo você como líder. Disponha-se a dividir seus conhecimentos sobre determinado assunto, sem expectativa de ganhar algo com isso. Ofereça conselhos sobre emprego ou carreira a alunos do ensino médio de uma escola de baixa renda, disponha-se a levar os alunos a um encontro com empresários de sua região, para ouvir como começaram e enfrentaram seus desafios ou organize um programa de estágio. Pense de que modo você pode ajudar sua comunidade, seja fazendo parte de alguma associação já existente ou criando a sua. Fazer o bem não apenas vai ativar a serotonina, como o ajudará a perceber quanto pode fazer pelos outros, aumentando a própria confiança. Passar adiante pode alterar a energia do universo. De súbito, você se sente otimista e o negócio, a carreira ou o volume de vendas começam a crescer.

Quando procuramos oportunidades de recompensar alguém, sem esperar nenhum tipo de retorno ou retribuição, começamos a enxergar toda a população mundial como parte de nossa comitiva. A comitiva do mundo somos todos nós, que fazemos a diferença na vida de qualquer pessoa com quem temos contato – pelo bem comum. Quando nos unirmos nesse esforço, não apenas nós levaremos a vida que queremos, mas também todos os que estão em volta, fazendo do mundo um lugar melhor para todos. Idealismo? Com certeza.

Conforme nos unimos uns aos outros, criando uma corrente, cada um dos elos se une a outra corrente. À medida que isso avança, surge uma empolgante descoberta: estamos todos interligados. Juntos, formamos uma comitiva mundial de apoio mútuo. Gosto da ideia. Gosto da sensação. E você? Acho que a serotonina está entrando em ação.